La Salúd de Hoy con Hierbas

TERCERA EDICIÓN

Louise Tenney, M.H.

WOODLAND PUBLISHING
Pleasant Grove, UT

La Salud de Hoy con Hierbas
Tercera edición en inglés
Segunda edición en español

© 1996 por Louise Tenney, M.H.

Traducción al español de la tercera edición del inglés por Juan Vergaray

Publicado por Woodland Books
P.O. Box 160
Pleasant Grove, UT 84062

Este libro sobre el uso de las hierbas no tiene la intención de prescribir o diagnosticar en manera alguna. Tampoco pretende substituir la ayuda profesional competente. Más bien tiene el propósito de presentar los diferentes usos tradicionales de las hierbas. Las personas enfermas deben consultar con su médico. Ni el autor ni la casa editorial dan consejos médicos ni prescriben directa o indirectamente el uso de las hierbas como una forma de tratamiento de enfermedades. La casa editorial y la autora no asumen responsabilidad si usted toma la decisión de autoprescribirse sin la aprobación de su médico.

TABLA DE CONTENIDO

INTRODUCCIÓN

Las hierbas son consideradas como alimento para el cuerpo. Si deseamos un cuerpo y mente saludables, debemos procurar tomar las hierbas que provean los nutrientes necesarios para nuestras necesidades específicas.

Tradicionalmente, las hierbas se han venido usando como una invalorable fuente de medicina natural y de vitaminas y minerales y tienen una tradición extraordinaria de efectos curativos cuando se usan apropiadamente. Toda planta tiene un propósito. En todas partes de este planeta crecen hierbas que proporcionan remedio para las enfermedades que nos afligen. Las hierbas útiles para ciertas dolencias y achaques generalmente contienen las vitaminas y minerales que ayudan a curar dichas dolencias. Cuanto más estudio las hierbas, más aprecio las creaciones de Dios.

Cuando se extraen medicinas de las plantas (cuando se sintetizan), dejan de estar en su estado natural y por esto tienen tantos efectos secundarios: las medicinas desarrolladas con la química no son la respuesta, por sus posibles efectos secundarios; esta posibilidad de efectos secundarios aumenta aún más si la persona tiene más de una dolencia o achaque.

La mayor parte de las hierbas en estado natural pueden ser la respuesta a muchos problemas de salud. Son más seguras y no dejan residuos en nuestros cuerpos. Estos residuos pueden producir efectos secundarios.

Las hierbas trabajan mejor en un cuerpo saludable y limpio. Las hierbas trabajan mejor cuando además se comen alimentos naturales. Con las hierbas podemos beneficiarnos todos, pero se obtienen mejores resultados cuando el cuerpo está limpio y libre de agentes tóxicos acumulados.

Los herbalistas (antiguamente llamados "herbolarios") reconocen que el cuerpo tiene la capacidad de curarse a sí mismo. Las terapias naturales se basan en la activación de los poderes curativos del cuerpo. Dicho de otra manera: La base de la terapia natural es la administración de un remedio natural que permitirá que el cuerpo se sane por sí mismo.

La medicina ortodoxa no puede cambiar el funcionamiento del cuerpo. Sólo le suministra ayuda. Muchos médicos olvidan que es el cuerpo el que se restablece a sí mismo y que tiene la capacidad de curarse; ellos piensan que el paciente se recupera gracias a las medicinas y la cirugía, e ignoran el hecho de que el cuerpo tiene esta habilidad de producir su propia curación.

Este libro está dirigido a quienes están interesados en saber porqué las hierbas, vitaminas, minerales, y comidas naturales obran de la forma en que lo hacen. Nadie debería seguir ciegamente los mitos y leyendas que abundan sobre el uso medicinal de las plantas, la ciencia está descubriendo las maravillosas propiedades de las hierbas y su valor para la humanidad. Llegará el día en que los remedios herbáceos cubrirán todas las necesidades de la humanidad.

Sección I

PREPARADOS HERBÁCEOS

BOLO

El bolo es un supositorio que se usa como cataplasma interno en el recto o vagina, para ayudar a eliminar sustancias tóxicas, o para transportar agentes curativos.

El bolo se hace mezclando hierbas pulverizadas y mantequilla de coco hasta que adquieran una consistencia firme y espesa. Por lo general se refrigera para que se endurezca; antes de usarlo se le deja que adquiera la temperatura ambiental.

El bolo se puede introducir por el recto para curar almorranas o quistes, y en la vagina para curar infecciones, irritaciones o tumores. El bolo se aplica generalmente de noche; la mantequilla de coco se derrite con el calor del cuerpo, liberando así las hierbas.

Las hierbas usadas en el bolo generalmente son astringentes, como la corteza de roble blanco y del laurel, hierbas curativas demulcentes como la Consuelda o el Olmo Americano, y antibióticas como el ajo, el chaparral, o el hidrastide de Canadá (mejor conocida como sello de oro).

CÁPSULAS

Las cápsulas de gelatina hacen agradable el tomar hierbas, especialmente cuando éstas tienen un sabor amargo o consistencia viscosa o pegajosa. Las hierbas como el sello de oro, la mandrágora, la hierba carmín y la lobelia, se deben de tomar en cantidades más pequeñas y usualmente en combinación con otras hierbas.

Si se han adquirido de una compañía de hierbas de primera categoría se puede asumir que las cápsulas están limpias, que han sido combinadas en las proporciones correctas y que han sido preparadas y medidas por personal químico competente.

Las cápsulas deben tomarse con ocho onzas de agua pura, o con un té herbáceo, lo cual ayuda a su deglución y disolución.

COMPRESAS

También se conocen como fomentos. El fomento herbáceo tiene un efecto similar al de los ungüentos, pero además tiene la ventaja de la acción terapéutica del calor. Se prepara poniendo a hervir de una o dos cucharadas de la(s) hierba(s) por cada taza de agua. El líquido se cuela, y se empapan unos lienzos de algodón o gasas. Se exprime el exceso de líquido y se aplican los lienzos en el área afectada mientras que están tibios (actúan mucho mejor cuando además se coloca una trozo de material de lana encima del lienzo). Se puede colocar como vendajes en los niños pequeños. La compresa se cambia cuando se enfría. Use gasas esterilizadas. Las compresas se usan en caso de heridas, contusiones y hematomas.

Los fomentos se usan cuando las hierbas son demasiado potentes para tomarlas. Se usan externamente para que sean absorbidas lentamente.

Se usan para estimular la circulación de la sangre y de la linfa y para dolencias superficiales como hinchazones, dolores, gripe y resfríos.

Se puede hacer una compresa de jengibre raspando dos onzas de raíz de jengibre fresca y exprimiéndolas en una pinta de agua caliente hasta que el agua se torne de color amarillo. Aplique la compresa manteniendo a la mano una segunda toalla, lista para cambiarla cuando la primera se haya enfriado. Se puede usar para estimular la circulación de la sangre y de la linfa, aliviar el cólico y reducir las inflamaciones internas, o para restaurar el calor en las articulaciones frías.

DECOCCIÓN

Las decocciones se preparan cuando la planta no es soluble en agua fría ni en agua hirviendo, pero sí se disuelve cuando se hierve en agua a fuego lento, por unos cinco a veinte minutos. Cinco minutos son suficientes si el material ha sido rayado finamente. Si las hierba es dura o pulposa, se necesitan unos veinte minutos para producir un buen extracto. Es más fácil cuando las plantas se colocan en el agua cuando ésta está fría y luego se ponen al fuego a hervir.

Se colocan una cucharada de la hierba seca por cada taza de agua pura en una olla de vidrio o porcelana. Las decocciones deben colarse cuando estén todavía calientes, para que los ingredientes que se hayan separado al enfriarse puedan ser mezclados otra vez simplemente agitando el remedio antes de usarlo.

Este es un método muy valioso para extraer las sales minerales esenciales (óligoelementos) y los alcaloides de las hierbas.

EXTRACTOS

Los extractos herbáceos se frotan en la piel para el tratamiento de músculos y ligamentos adoloridos. Algunos se usan para aliviar la artritis y otras inflamaciones. Por lo general, contienen hierbas estimulantes tal como el pimiento rojo, y hierbas antiespasmódicas, como la lobelia. Se pueden hacer poniendo cuatro onzas de hierbas desecadas u ocho onzas de hierbas frescas molidas en un envase y añadiendo una pinta de vinagre, alcohol, o aceite para masajes, permitiendo así que se produzca el extracto. El envase se agita una o dos veces al día. Tomará aproximadamente cuatro días si las hierbas están pulverizadas, o quince días si las hierbas estaban enteras o cortadas.

Se puede añadir un poco de vitamina E como preservante si se usa aceite de oliva o de almendra. El aceite es muy útil para masajes.

El uso de extractos de alcohol, (Vodka, Ginebra o alcohol para uso externo) es refrescante y permite que el líquido se evapore rápidamente, dejando las hierbas en el cuerpo.

Cuando los extractos se compran de una compañía de hierbas de primera categoría, se puede confiar en su calidad.

INFUSIÓN

Las infusiones se hacen vertiendo el líquido caliente sobre la hierba cruda o pulverizada y dejando que se decante el extracto con los ingredientes activos. Este método reduce la pérdida de elementos volátiles. Usualmente se usan de Ω onza a una onza, o hasta una pinta de agua. Use un envase de porcelana o vidrio para disolver la hierba por unos diez a veinte minutos, y después cierre el envase con una tapa segura para evitar evaporación. Cuele la infusión directamente a la taza para tomarla. Para otros propósitos se bebe tibia o fría; si es para inducir sudor y para resfrío o tos, se debe beber caliente.

UNGÜENTOS

Los ungüentos se aplican directamente en la piel cuando se desea que los componentes activos de las hierbas se mantengan en el área afectada por largo tiempo para ayudar a acelerar la curación de heridas, contusiones y hematomas. Hay productos de vaselina natural que se pueden usar en lugar de los productos derivados del petróleo. Para esto, se hierven en vaselina de una a dos cucharadas de la hierba, o hierbas. Luego se bate y se cuela. Cuando el ungüento está frío se pone en un envase, y está listo para usarse cuando sea necesario.

ACEITES

Los aceites herbáceos son muy útiles cuando no es práctico usar ungüentos o compresas; deben conservarse en botellas de vidrio de color marrón oscuro.

Cuando las mejores propiedades de una hierba se encuentran en sus esencias oleaginosas, un extracto en aceite es la manera más útil de preparar un concentrado de hierbas frescas. Los aceites se preparan macerando y machacando las hierbas (frescas o secas). Se agrega aceite de oliva o de sésamo (2 onzas de hierba por cada pinta de aceite); la mezcla se pone en un lugar tibio por unos cuatro días. Un método más rápido: se calientan levemente el aceite y las hierbas en una olla por una hora. Entonces el aceite se cuela y embotella. Agregue una pequeña cantidad de vitamina E para preservar el preparado.

Por lo general, se preparan aceites de hierbas aromáticas como el eucalipto, la menta, la menta verde, y especias.

CATAPLASMA

Las cataplasmas se hacen con hierbas tibias, frescas y machacadas o en un polvo fino, que se aplican directamente a la piel para aliviar inflamaciones, envenenamiento sanguíneo, mordeduras venenosas, erupciones, forúnculos (diviesos), abcesos y para la limpieza apropiada y la curación del área afectada. Ponga aceite en la piel antes de aplicar un cataplasma caliente.

La consuelda, el sello de oro y el jugo de zabila se pueden usar para hematomas. Utilice un vendaje por unas cuantas horas. Muchas hierbas tienen ingredientes que combaten infecciones, toxinas y la presencia de cuerpos extraños incrustados en la piel. El llantén y malvavisco son buenos para aliviar dolores y curar espasmos musculares.

El pimiento rojo (cayena) es estimulante y se añade a hierbas como la lobelia, valeriana, hierba gatera, y equinácea. Las hierbas

molidas se humedecen con agua caliente, vinagre de cidra de manzana, tés herbáceos, linimento o una tintura. Aplique antiséptico
antes de aplicar la cataplasma.

Una escayola es parecido a las cataplasmas. Se puede hacer una
escayola efectiva contra la fiebre exprimiendo el agua del tofú y
amasando con harina, con 5% de raíz de jengibre.

EN POLVO

Las hierbas en polvo o pulverizadas se hacen de plantas frescas,
machacadas hasta obtener un polvo fino. De esta manera las hierbas pueden ser tomadas en cápsulas, en agua, como tés o rociadas
en las comidas.

Esta es una manera perfecta de acostumbrarse a las hierbas
lentamente, y amoldarse a las dosis.

Para uso externo, las hierbas pulverizadas se mezclan con aceite,
vaselina o petróleo y un poco de agua o jugo de zabila, y se aplican
a la piel para curar heridas, inflamaciones o contusiones.

POMADAS

Las hierbas frescas o secas se cubren con agua y se hacen hervir;
luego de romper el hervor se baja a fuego lento por treinta minutos. Después de colarse se agregan partes iguales de aceite de oliva
o aceite de flores de alazor. Se deja hervir a fuego lento hasta que
se evapore el agua y quede sólo el aceite. Agregue cera de abejas
hasta que adquiera la consistencia de pomada. Guárdela en una
botella de vidrio oscuro, con una tapa bien cerrada y segura. Las
pomadas duran hasta un año.

JARABES

Los jarabes son ideales contra la tos, congestión con mucosidad,
inflamación bronquial y dolor de garganta, porque las hierbas

hacen contacto directo con el área afectada. Los jarabes son buenos especialmente para los niños y personas con paladar sensitivo.

Se preparan poniendo dos onzas de hierbas por cada cuarto (o litro) de agua, dejándola hervir lentamente; el agua se evapora hasta que se reduce a una pinta; cuando todavía esté caliente, agregue dos onzas de miel o glicerina. Para darle sabor y como agente terapéutico se usa regaliz o corteza de cereza silvestre. También se usan la consuelda, la semilla de anís, el hinojo y el musgo de Irlanda.

TINTURAS

Las tinturas son soluciones de extractos herbáceos concentrados que se conservan por bastante tiempo por que contienen alcohol. Las tinturas son muy útiles para las hierbas que no tiene sabor agradable y que deben ser tomadas por un largo período de tiempo. También pueden ser usadas externamente, como linimento.

Las tinturas se preparan con hierbas potentes, las que generalmente no se toman en tés. Se pueden hacer combinando cuatro onzas de hierbas pulverizadas o cortadas con una pinta de una bebida alcohólica como vodka, brandy, ginebra o ron. Se agita diariamente permitiendo que las hierbas suelten sus extractos por unas dos semanas. Deje que las hierbas se diluyan y vacíe la tintura, colando el polvo en un lienzo. El extracto se puede hacer con vinagre. Las tinturas son muy convenientes para aplicación externa.

Sección II

CONCENTRADOS

La hierbas en concentrado son un gran progreso en el campo de la medicina natural. Si tenemos vitaminas concentradas entonces, ¿por qué no hierbas?

Al igual que las vitaminas, las hierbas deben tomarse en cantidad para ser efectivas. Para el que toma gran cantidad de cápsulas, los concentrados de hierbas son una ayuda, ya que la concentración provee de 4 a 6 veces más agentes activos que la hierba original. Las hierbas concentradas se secan en frío para remover la humedad que contienen. Estando en polvo tienen los mismos ingredientes en una forma que se absorbe rápidamente en la sangre. Las hierbas concentradas trabajan rápidamente para aliviar el dolor.

Sección III

EXTRACTOS HERBÁCEOS

BLACK WALNUT EXTRACT (EXTRACTO DE NOGAL NEGRO) — Este extracto natural contiene potasio yodado orgánico que es un muy buen antiséptico y curativo. Ha sido usado para sífilis, difteria, todo tipo de lombrices, forúnculos, eczema, picazón y tiña.

CAPSICUM EXTRACT (EXTRACTO DE PIMIENTO ROJO) — Puede frotarse en dolores de muelas, inflamación e hinchazón. Excelente para shock y derrames internos y sangrado. Para el dolor causado por artritis, frote en las articulaciones inflamadas y ponga una venda con un trapo de franela durante la noche.

CATNIP AND FENNEL EXTRACT (EXTRACTO DE GATERA E HINOJO) -Bueno para calambres estomacales, estómago revuelto, gases, excesiva acidez gastrointestinal, fiebres, dolores de cabeza por nervios e inquietud. Es muy bueno para cólicos infantiles.

GARLIC OIL (ACEITE DE AJO) — Antibiótico natural usado para la presión alta e infecciones respiratorias. También ha sido usado para dolores de oídos y es efectivo para controlar infecciones intestinales.

GINSENG EXTRACT (EXTRACTO DE GINSÉN) — Excelente contra la senilidad, para dar energías, para la memoria y la fatiga. Se asimila rápidamente y estimula, reduciendo el estrés y la fatiga. Es útil durante la convalescencia.

GOLDENSEAL ROOT EXTRACT (EXTRACTO DE SELLO DE ORO) — Poderoso tónico para las membranas mucosas y demás tejidos con que hace contacto. Ayuda en la digestión y mejora el apetito. Remedio contra la congestión del hígado e inflamación de la vejiga. Excelente para uso externo.

HAWTHORN BERRY EXTRACT (EXTRACTO DE BAYAS DE ESPINO) -Excelente remedio para enfermedades del corazón y presión alta y baja. Fortalece los músculos del corazón. También es efectivo para el insomnio. Es bueno para la circulación y el estrés emocional y no tiene efectos secundarios.

LOBELIA — La lobelia limpia las obstrucciones en todo el cuerpo. Es un relajante contra la irritación. Puede usarse con aceite de ajo para dolores de oídos. Para dentición, frótese el extracto en las encías inflamadas. Para mucosidades y congestión espasmódica, úsese frotándose en el cuello, pecho y entre los hombros. Se usa en agua para los niños.

MULLEIN OIL (ACEITE DE GORDOLOBO) — Reduce el dolor rápidamente. Ha sido usada para el dolor e irritación de las hemorroides aplicándose directamente en las partes afectadas. También ha sido usado para el dolor de oídos.

MYRRH EXTRACT (EXTRACTO DE MIRRA) — Excelente tónico para las mucosas infectadas (encías, garganta, úlceras, etc.) Es un buen acondicionador de la piel. Buen antiséptico, desinfectante y estimulante para heridas abiertas y úlceras. Acelera la acción curativa y reduce la posibilidad de inflamación. Mejora la circulación y acelera la acción del corazón.

YUCCA EXTRACT (EXTRACTO DE YUCA) — Usada como suplemento o alimento para varias formas de artritis. Ayuda a reducir la hinchazón, rigidez y dolor.

COMBINACIÓN No. 1 EXTRACT (COMBINACIÓN NO.l) Pamplina, cimífuga, sello de oro, lobelia, escutelaria, té de Brigham y regaliz. Útil para combatir la infección, especialmente en toda clase de problemas de los oídos, como infecciones y comezón. Además ha sido usado en algunos casos de pérdida del oído. Puede ser usado para infecciones de garganta.

COMBINATION #2 EXTRACT (COMBINACIÓN NO.2) — Valeriana, anís, lobelia, té de Brigham, nogal negro, regaliz y jengibre. Excelente para desórdenes y problemas de los nervios. Es usado como antiespasmódico. Puede usarse para convulsiones y fiebres altas.

COMBINATION #3 EXTRACT (COMBINACIÓN NO.3) Dong Quai y miel de abeja. Este extracto herbáceo se usa para problemas de la piel relacionados con el desequilibrio de las hormonas femeninas, como manchas de la vejez. Puede frotarse en músculos entumecidos para aflojarlos. Es conocido por sus beneficios en los problemas femeninos.

SECCIÓN IV

CATAPLASMAS COMUNES

BAYBERRY (ARRAYÁN) — Puede ser aplicada en la piel para cáncer y úlceras. Es un limpiador y curativo poderoso.

CATNIP (GATERA) — Reduce la hinchazón, especialmente buena para aplicarse debajo de los ojos. Culpepper recomendó la hierba gatera contra las hemorroides.

CLAY (BENTONITA, ARCILLA) — Excelente agente curativo para eczema e hinchazón del hígado. Se recomienda ingerir bentonita por varios días antes de usarla externamente en el cuerpo. Se puede usar para ampollas, forúnculos y tumores.

COMFREY (CONSUELDA) — Excelente para sanar heridas y reparar huesos. Puede aplicarse externamente para quemaduras, torceduras y heridas. Puede usarse como cataplasma caliente para ayudar al dolor de la bursitis.

GINGER (JENGIBRE) — Agregue jengibre pulverizado en agua hirviendo. Remoje un trapo y aplíquelo para ayudar a rebajar el dolor o para hacer subir la sangre a las áreas congestionadas. Los baños de jengibre y remojos de pies ayudan a reducir el dolor.

HOPS (LÚPULO) — En cataplasma desinflama y reduce el dolor de muelas. Las propiedades del lúpulo y del humulón ayudan a prevenir infecciones.

MULLEIN (GORDOLOBO) — Usado para la inflamación y congestión de las glándulas linfáticas. Use una parte de lobelia por cada tres de gordolobo.

ONION (CEBOLLA) — Usada para forúnculos, oídos, infecciones, dolores de garganta y heridas. Para usar en cataplasma, corte y caliente la cebolla.

PLANTAIN (LLANTÉN) — Valioso remedio de primeros auxilios. Aplíquese molido y machacado en cortes, hinchazones o heridas (deseche la pulpa). Asegúrelo con vendas limpias; cámbielas según sea necesario.

POTATO (PATATA) — Buena para infecciones, tumores y verrugas; úsese rayando patata cruda y agregándole jengibre (éste estimula la acción curativa).

SLIPPERY ELM (OLMO AMERICANO) — Excelente para abscesos, forúnculos y picaduras. Útilice una parte de lobelia y dos de olmo. Se usa como agente gelatinoso para las cataplasmas. Es excelente mezclado con otras hierbas.

WHITE OAK BARK (CORTEZA DE ROBLE BLANCO) — Utilícelo para hemorroides y venas varicosas.

YARROW (MILENRAMA) — Buena cataplasma para heridas e inflamaciones. Ha sido usada para hinchazón y dolor de oídos. Una cataplasma puede aliviar hematomas y raspaduras. Para hemorragia nasal, remoje la hoja y póngala en la nariz. Tiene propiedades desinflamantes y puede aplicarse como té para pezones doloridos en madres que están dando de lactar. También se usa para eczema, irritaciones y urticaria.

SECCIÓN V

ANTISÉPTICOS NATURALES

BLACK WALNUT (NOGAL NEGRO) — Antiséptico interno y externo, bueno para parásitos, infecciones y amigdalitis.

CABBAGE LEAVES (HOJAS DE REPOLLO) — Contiene rapine, un antibiótico. Las hojas calientes puestas en heridas ulceradas pueden eliminar la pus.

CARROTS (ZANAHORIAS) — Molidas y cocidas se aplican en heridas. Ayudan a eliminar la pus y curar. Consideradas un antiséptico poderoso.

CLOVE (CLAVO DE OLOR) — Su aceite es un germicida potente. Se usa para dolores de muelas, náuseas, y vómitos.

CYANI FLOWERS (FLORES CIÁNICAS) — Contiene importantes glucoides, los cuales tienen propiedades antisépticas. Usada como enjuague para los ojos. Propiedades germicidas y antibacteriales. Usadas como un antídoto efectivo contra el veneno de víbora y de escorpión.

FALSE UNICORN (ALETRIS FARINOSA) — Contiene camelirin, un fuerte antiséptico. Ayuda a la evacuación de la solitaria del sistema intestinal. Crea un medio ambiente saludable en el cuerpo.

GARLIC (AJO) — Es un agente antibacterial poderoso. El polvo acelera la curación de las heridas. El aceite de ajo es bueno para infecciones de oídos.

GOLDENSEAL (SELLO DE ORO) — Contiene el antibiótico berberine, usado para enjuagues bucales y para las encías.

Además es usado para lombrices e infecciones.

LEMON (LIMÓN) — Antiséptico natural. Destruye bacterias venenosas. Ayuda a eliminar las pecas.

MIRRH (MIRRA) — Tiene propiedades antisépticas fabulosas. Contiene gomas, aceites esenciales, resina y otros compuestos amargos. Bueno para el útero, infecciones vaginales y disentería. Los análisis demuestran que constituye uno de los mejores agentes antibacterianos y antivirales.

THYME (TOMILLO) — Contiene las propiedades antisépticas del timol. Úsese en pequeñas cantidades sobre heridas. Cuando se machaca, hierve, se deja asentar y se cuela, puede usarse en torceduras y hematomas.

QUEEN OF THE MEADOW (REINA DE LOS PRADOS) — Antiséptico para enfermedades del útero y cáncer de la matriz.

SECCIÓN VI

HIERBAS INDIVIDUALES

AGRIMONY (AGRIMONIA)

(*Agrimonia eupatoria*)
Parte usada: la planta

La agrimonia fortalece todo el cuerpo, pero trabaja principalmente en el hígado. Sus propiedades astringentes contraen y endurecen el tejido, fortaleciendo y tonificando los músculos. Es un tónico muy útil. Afecta las células del riñón, permitiendo que los líquidos pasen con más facilidad, haciéndola un diurético útil. Las cualidades astringentes de la agrimonia ayudan a eliminar espinas y astillas de la piel. Se recomienda para la acidez y las úlceras gástricas, porque es un buen tónico para el estómago, es seguro y ayuda en la asimilación de la comida. La agrimonia contiene vitaminas B3, K, hierro y niacina.

astillas
cálculos en los riñones
diarrea
dislocaduras
enfermedades de la piel
fiebres
garganta
hemorroides

heridas superficiales
ictericia
intestinos
problemas del hígado
problemas gástricos
reumatismo
torceduras
vesícula

ALFALFA

(*Medicago sativa*)
Parte usada: hojas y flores.

La alfalfa contiene propiedades que fortalecen la salud y ayudan a asimilar las proteínas, calcio, y otros nutrientes. Muy buena contra toda clase de dolencias por sus propiedades nutritivas. La alfalfa contiene clorofila. Es un limpiador del cuerpo, exterminador de infecciones y desodorante natural. Descompone el dióxido de carbono y es el vegetal terrestre más rico en minerales. Es un buen tónico de primavera, elimina el agua retenida y alivia problemas de orina e intestinos. Ayuda a la recuperación en casos de adicción narcótica y alcohólica. Las enzimas que contiene ayudan a neutralizar el cáncer.

La alfalfa tiene abundantes vitaminas A, K y D, es rica en calcio y contiene fósforo, hierro, potasio y ocho enzimas esenciales. Es rica en trazas minerales (óligoelementos).

alcoholismo	alergias
anemia	apendicitis crónica
estimula el apetito	artritis
bursitis	cáncer
(reduce el colesterol)	calambres

diabetes
diurético (suave)
fiebre, reduce la
hemorragias
purificador de la sangre
problemas de la pituitaria
hemorragias nasales
náusea
presión alta
riñones (limpiador de los)
úlceras (aparato digestivo)

digestión
fatiga (mental y física)
gota
ictericia
dientes
problemas urinarios
lactancia
fisioculturismo
intestino (problemas del)
tónico

ALOE VERA (ZABILA)

(*Aloe vera*)
Parte usada: hojas

La zabila es conocida como planta de primeros auxilios. Limpia, alivia, cura y contiene propiedades antibióticas. No debe tomarse como laxante durante el embarazo. Ayuda a remover la piel seca y estimula el crecimiento normal de las células. Detiene el dolor y reduce el riesgo de infección, ayudando al proceso de curación.

Por sus muchas bondades, debería cultivarse en casa (es una de las plantas más fáciles de cultivar). Es valiosa para quemaduras, comezones, cortaduras menores y para quemaduras de primer y segundo grado. El jugo de las hojas cura heridas e infecciones. Ayuda a curar los tejidos internos, dañados por la radiación (por ejemplo, de Rayos X).

La zabila contiene calcio, potasio, sodio, manganeso, hierro, magnesio, lecitina y zinc.

acidez estomacal
anemia

acné
arrugas

desodorante
erisipelas
hemorroides
lastimaduras
picaduras de insectos
quemaduras por radiación
raspaduras
soriasis
tiña
úlceras, en las piernas
urticaria

digestión
estreñimiento
heridas ulceradas
picaduras
quemadura de sol
quemaduras de la piel
solitaria
tejidos de cicatrización
tuberculosis
úlceras, aparato digestivo

AMARANTH (AMARANTO)

(*Amaranthus spp.*)
Parte usada: hojas y flores

El amaranto es útil para gastritis y fiebre de estómago. Reduce la irritabilidad de los tejidos. Aplicada exteriormente puede reducir la inflamación. Las saponinas contenidas en el amaranto pueden producir espuma. Se usa como vendaje en tratamientos médicos. Una decocción concentrada puede ser útil como antihelmíntico (o sea, para la remoción de parásitos de la vía digestiva).

El amaranto es una hierba abundante en vitaminas que ha sido usado por los indios como alimento. Las semillas maduras se pueden comer crudas, revueltas en harina de maíz o puede agregarse a los caldos. Se pueden usar las hojas en lugar de espinacas.

El amaranto tiene un alto contenido de hierro, vitamina C, calcio y proteína. Contiene también fósforo, potasio, tiamina, riboflavina y niacina.

diarrea
disentería

encías (que sangran)
hemorragias nasales
heridas
lombrices
llagas gangrenadas
menstruación excesiva
úlceras (en estómago y boca)

ANGELICA (ANGÉLICA)

(*Angelica atropurpurea*)
Parte usada: raíz

La angélica es muy útil en cólicos y problemas digestivos. Es un buen tónico; trae armonía mental. Los diabéticos tienen que tener cuidado al usarla pues aumenta el nivel del azúcar. No deben tomarla las mujeres embarazadas. Culpepper dijo que el jugo de la planta ha sido usado para los ojos y oídos, ayudando a la vista y sordera. Sirve para dolores de muelas. Limpia heridas y las sana rápidamente. Es útil para dificultades estomacales e intestinales, incluyendo úlceras y vómitos con calambres estomacales. Es útil para fiebres intermitentes, dolores de cabeza nerviosos, cólicos y debilitamiento.

Contiene vitamina E y calcio. Algunas especies de ésta planta tienen vitamina B12, lo cual no es común en los vegetales.

acidez estomacal	agotamiento
artritis	calambres estomacales
cólicos	desórdenes menstruales
dolor de muelas	dolor de espalda
epidemias	estimulante del apetito
fiebres	gases
inflamación	lastimaduras

oídos (gotas para sordera)
problemas digestivos
reumatismo
tos

problemas bronquiales
resfríos
tónico

ANISE (ANÍS)

(*Pimpinella anisum*)
Parte usada: aceite y semillas

El anís remueve el exceso de mucosidad y evita la posible inflamación del sistema alimenticio. Varios herbalistas dicen que el anís contiene estrógeno el cual tiende a estimular todas las glándulas. El anís se usa para mejorar el apetito, para dificultades digestivas, obstrucciones por mucosidad en la tos y tosferina. Se usa como un estimulante para el corazón, hígado, pulmones y cerebro. Es una de las mejores hierbas para reducir el dolor de los cólicos.

El anís contiene vitaminas B, colina, calcio, hierro, potasio y magnesio.

apetito
cólicos
convulsiones
mejora el aliento
epilepsia
estimula el apetito
gases
inflamaciones
mucosidad
nerviosismo
neumonía
purificador intestinal
resfríos
tos

BARBERRY (AGRACEJO)

(*Berberis vulgaris*)

Parte usada: corteza

El agracejo tiene propiedades antisépticas excelentes para hacer enjuagues bucales. Es una de las mejores hierbas medicinales en el mundo occidental. Se usa en fiebres e inflamaciones. Hace que la bilis fluya más libremente en el hígado, lo cual es importante en casi todos los problemas del hígado, especialmente la ictericia. Limpia el estómago e intestinos. Como vaso dilatador, baja la presión alta.

Tiene abundante vitamina C; además contiene hierro, manganeso y fósforo.

artritis

diarrea

dispepsia

estreñimiento

garganta lastimada

hígado

indigestión

piorrea

purifica la sangre

vesícula

bazo

disentería

encías

fiebres

hemorragias

ictericia

laxante

presión sanguínea alta

úlceras

BARLEY JUICE POWDER

(Polvo derivado del jugo de la cebada)

El polvo derivado del jugo de la cebada se obtiene de las hojas de los brotes tiernos de cebada. Contiene nutrientes concentrados, enzimas vivas, clorofila, proteínas, vitaminas y minerales. Tiene propiedades antivirales. Es un gran refuerzo para el sistema inmunológico. Tiene un efecto depurador de las células. Normaliza el metabolismo y neutraliza los metales pesados, como el mercurio.

Ayuda a reducir el colesterol a la vez que purifica la sangre. Ayuda contra el estreñimiento. Ayuda a equilibrar las sustancias químicas del organismo, y es un excelente desintoxicante de las células. Purifica y fortalece la sangre por que contiene hierro. Ayuda a la digestión, y por lo tanto fortalece todo el organismo.

Es rica en calcio, hierro, vitamina C y bioflavonoides. Contiene vitaminas B1 y B12; contiene superoxidismutasa o SOD. Tiene abundante magnesio y potasio.

acné	alergias
anemia	artritis
bronquitis	cáncer
candida albicans	eczema
enfermedades de la piel	envenenamiento metales
fiebre del heno	forúnculos
herpes	infecciones
lepra	problemas del hígado
problemas de pulmones	problemas de riñones
purifica la sangre	SIDA
sífilis	soriasis
tuberculosis	úlceras

BASIL (ALBAHACA)

(*Ocimum basilicum*)

Parte usada: hojas

Muy efectiva y útil como estimulante en casos de colapso. Tiene propiedades antibacteriales potentes y es antiespasmódica, muy útil en los casos de tosferina y para eliminar el veneno cuando se aplica en picaduras de abeja u otros insectos.

La albahaca contiene vitaminas A, D y B2; contiene grandes cantidades de calcio, fósforo, hierro y magnesio.

dolor de cabeza
estreñimiento
fiebres
gripe
indigestión
infecciones respiratorias
inflamación intestinal
lombrices
menstruación detenida
mordeduras de víboras
náusea
nerviosismo
picaduras de insectos
problemas de la vesícula
problemas de los riñones
resfríos
retortijones
reumatismo
tosferina
vejiga, problemas
vómitos, excesivos

BAYBERRY (BAYA DE LAUREL)

(*Myrica cerifera*)

Parte usada: corteza

Protege contra la gripe si se toma al aparecer los primeros síntomas, especialmente si se toma con pimiento rojo. Se usa en gárgaras para anginas y dolor de garganta. Rejuvenece las glándulas suprarrenales, limpia la sangre de desperdicios arteriales y elimina los desperdicios venenosos. En la India, el polvo de la raíz y de la corteza se combina con jengibre para combatir los efectos del cólera. Se usa como tónico y aumenta la resistencia contra la enfermedad, ayuda en la digestión y nutre la sangre. Contiene vitamina C.

bocio	catarro
cólera	colitis
diarrea	disentería
dispepsia	encías sangrantes
escorbuto	escrófula
garganta lastimada, ulcerada	glándulas sangrantes
hemorragias uterinas	hígado
ictericia	indigestión
menstruación excesiva	pereza
úlceras	

BEE POLEN (POLEN DE ABEJA)

Parte usada: polen

El polen de abeja tiene alto contenido de ácido aspártico, un aminoácido que estimula las glándulas y da una sensación de rejuvenecimiento. Aumenta la resistencia a las enfermedades, ayuda a la curación y provee energías. Los estudios efectuados han descubierto que puede curar la anemia perniciosa y problemas del sistema intestinal, tales como la colitis y estreñimiento crónico. Retarda el envejecimiento, ayudando emocionalmente a las personas ancianas. Ayuda al sistema endocrino. En Rusia, el polen mezclado con miel se usa para tratar la hipertensión, nervios y problemas del sistema endocrino. Normaliza la actividad de los intestinos (en casos de colitis y estreñimiento crónico), mejora el apetito y aumenta la resistencia en el trabajo. Algunas personas son alérgicas al polen de abeja y deben tener cuidado al usarlo si notan comezón, mareos o dificultad al tragarlo. Siempre empiece con cantidades pequeñas.

El polen de abeja contiene 35% de proteínas; cerca de la mitad son aminoácidos libres, los cuales son esenciales para la vida. Tiene alto contenido de vitaminas del complejo B, además de vitaminas A, C, D y E y lecitina. Se dice que tiene todas las sustancias que se necesitan para la vida, considerándose una comida completa.

agotamiento	alergias
asma	cáncer
depresión	energía
fiebre del heno	hígado
hipoglucemia	indigestión
longevidad	presión sanguínea
problemas de próstata	resistencia
sufrimiento (ayuda durante el)	vitalidad

BILBERRY (ARÁNDANO)

(*Vaccinium myrtillus*)

Parte usada: fruto

El arándano es un remedio antiguo reactualizado. Las pruebas de investigación han descubierto que es benéfico para los ojos. Fortalece los vasos capilares, las pequeñas venas que rodean a los ojos. Mejora la circulación y alimenta los capilares mejorando su capacidad de permitir el paso de los fluidos y alimentos.

El arándano puede beneficiar los capilares, venas y arterias, mejorando la circulación a los pies, manos, cerebro y corazón. Tiene propiedades que fortalecen las arterias del corazón, las venas varicosas y ayudan a reducir la arterioesclerosis u obstrucción de las arterias debidas a los depósitos de plaquetas. Gracias a sus propiedades anticoagulantes, se reducen las obstrucciones de las arterias y venas.

Se considera una hierba benéfica para su uso en la prevención de cataratas, junto con la vitamina E y otros suplementos que proporcionan oxígeno a través de la sangre. Tiene la capacidad de proteger los ojos contra el daño que ocasiona la diabetes.

El arándano es rico en bioflavonoides, manganeso, fósforo y zinc. Contiene cantidades moderadas de magnesio, potasio y selenio; presenta trazas de calcio, sodio y silicio.

adelgaza la sangre	ceguera nocturna
diarrea	escorbuto
hidropesía	hipersensibilidad a la luz
manos y pies fríos	problemas de riñones
Raynaud, enfermedad de	sistema inmunológico
tifoidea, epidemia	várices
vasos capilares	

BIRCH (ABEDUL)

(*Betula alba*)

Parte usada: corteza y hojas

Esta hierba tiene propiedades naturales para limpiar la sangre. Al destilar la corteza seca se obtiene el "aceite de abedul" que se usa en ciertos problemas de la piel. La cáscara contiene salicilato de metilo, usado como remedio para el reumatismo tanto en Canadá como en los Estados Unidos. Para la calvicie se usa una decocción de las hojas. La decocción también se usa para insomnio, como un sedante ligero. El polvo del abedul puede usarse como dentífrico, ya que además contiene abundante fluoruro natural. Contiene vitaminas A, C, E, B1 y B2; además contiene calcio, cloro, cobre, hierro, magnesio, fósforo, potasio, sodio y silicio.

cólera	diarrea
disentería	eczema, uso externo
encías sangrantes	fiebres
gota	hidropesía
lombrices, eliminación	piorrea
riñones	sangre, depurador
úlceras bucales	vejiga
vesícula	vías urinarias

BISTORT (BISTORTA)

(*Polygonum bistorta*)

Parte usada: raíz

La bistorta es uno de los astringentes con propiedades antisépticas más fuertes del reino vegetal.

Es un miembro de la familia del trigo sarraceno, por lo que puede ser usado como alimento en casos de emergencias por escasez. Su raíz contiene almidón. En algunas ocasiones, durante épocas de escasez, se seca, se muele y se usa como harina. La bistorta es muy útil para hemorragias internas y externas. La harina de bistorta se puede aplicar en heridas, es buena para infecciones y para producir sudor. Se usa una decocción como enjuague bucal y para solucionar problemas de las encías e inflamaciones bucales. Se usa externamente para lavar las heridas y hemorragias.

La bistorta contiene vitamina A, es rica en vitamina C y contiene algo de vitaminas del complejo B.

boca, enjuagues
cortaduras
diarrea
encías
ictericia
lombrices
mucosidad
sangrado, interno y externo
tónico primaveral
viruela

cólera
diabetes
disentería
hemorroides
intestinos
menstruación, regulación de
plagas
sarampión
úlceras bucales

BISTORT

(*Poligonum bistorta*)

Parte usada: raíz

La bistorta es una de las hierbas astringentes más poderosas, esto es, además de sus propiedades antisépticas. Es miembro de la familia del trigo sarraceno y se puede comer en época de carestía, como una limento en caso de emergencia. La raíz contiene almidones, y en tiempo de hambruna se secaba y molía para usarse como harina. La bistorta es muy útil en casos de hemorragias. Se puede tomar internamente o usarse externamente; se puede aplicar en polvo sobre las heridas y es muy buena contra las enfermedades infecciosas, eliminándolas por medio del sudor. Se usa una decocción como enjuague bucal, para problemas de las encías e inflamaciones de la boca. Se usa externamente para lavar heridas y hemorragias.

La bistorta contiene vitamina Q, es rica en vitamina C y contienen algo de vitaminas del complejo B.

cólera
diabetes

cortes
diarrea

disentería
expele lombrices
hemorroides
ictericia
lavado bucal
plaga
sarampión
viruela

encías
hemorragias
herpes bucales
intestinos
mucosidad
regula la menstruación
tónico, primavera

BLACKBERRY (ZARZAMORA)

(*Rybus fructicosus*)

Parte usada: hojas, raíz y corteza

Cuando se usa como té, la zarzamora puede eliminar y secar la sinusitis. La infusión de las zarzamoras verdes (es decir, no maduras) es altamente estimada para curar vómitos y diarrea por sus propiedades astringentes. Los vástagos tiernos ayudan a retener dientes flojos en las encías. Los indios usaban con gran éxito la raíz como té contra la disentería. Los Chinos creen que el fruto aumenta el "yin", y que además vigoriza todo el cuerpo.

La zarzamora contiene vitaminas A y C, contiene calcio, hierro, riboflavina, niacina y algo de tiamina.

anemia
diarrea, niños
dolores de cabeza
encías, hemorragias
fiebres
gárgaras
hidropesía
irritación bucal
llagas

cólera
disentería
drenar los sinus
estómago revuelto
forúnculos
hemorragias
irritación de genitales
limpieza de ojos
peristalsis, debilidad

problemas femeninos   reumatismo
vómitos

BLACK COHOSH (CIMÍFUGA NEGRA)

(*Cimicifuga racemosa*)

Parte usada: la raíz

La cimífuga negra se usa como tónico para el sistema nervioso central. Es un sedante excelente y no es peligroso. Contiene estrógeno natural, el cual es la hormona femenina. Ayuda en los escalofríos, contrae el útero y ayuda al flujo menstrual. Afloja y expulsa las mucosidades de los bronquios y estimula las secreciones del hígado, riñones y vasos linfáticos. La cataplasma puede usarse como desinflamante. Como jarabe se usa contra la tos. Neutraliza los venenos en el torrente sanguíneo y ayuda a reducir y expulsar el ácido úrico y otros desperdicios tóxicos. Regula la circulación de la sangre. La cimífuga negra contiene abundante calcio, potasio, magnesio y hierro; además contiene algo de vitamina A, inositol, ácido pantoténico, silicio y fósforo.

artritis	asma
bochornos	bronquitis crónica
calambres	cólera
convulsiones	dolor de cabeza
dolor	embarazo
epilepsia	equilibrio de las hormonas
estimulante cardíaco	histeria
insomnio	lumbago
menopausia	mordedura de víbora
neuralgia	parto
picaduras de insectos	presión sanguínea alta
problemas nerviosos	problemas del útero

problemas del riñón
problemas del hígado
pulmones
San Vito
tosferina
viruela

problemas de la piel
problemas menstruales
reumatismo
tos
tuberculosis

BLACK WALNUT (NOGAL NEGRO)

(*Juglans nigra*)

Parte usada: cáscara, vainas y hojas

El nogal negro oxigena la sangre para matar parásitos. Se usa para equilibrar el nivel del azúcar. Tiene la capacidad de quemar el exceso de toxinas y grasa. El extracto es muy útil contra el zumaque venenoso, tiña y problemas de la piel.

La mancha café en la cáscara verde contiene yodo orgánico, el cual tiene propiedades antisépticas y curativas. Se usa para restaurar el esmalte de los dientes. Contiene constituyentes que actúan como un antídoto protector contra los efectos de la electrocución.

El nogal es rico en vitamina B15 y manganeso; contiene además silicio, magnesio, proteína, calcio, fósforo, hierro y potasio.

abcesos
amigdalitis
apostemas
colitis
difteria
eczema
erupciones de la piel
fiebres
gárgaras
heridas

acné
antiséptico externo
cáncer
desodorante
dolores
enfermedades de los ojos
escrófula
forúnculos
hemorroides
hígado

infecciones
lombrices
llagas
sarpullido
tuberculosis
úlceras internas
útero

lactancia (detiene)
lupus
parásitos internos
tiña
tumores
urticaria
várices

BLESSED THISTLE (CARDO BENDITO)

(*Cnicus benedictus*)

Parte usada: la planta

El cardo bendito tiene una larga historia como tónico general y digestivo. Es muy útil para el dolor de cabeza en problemas de menopausia; es un tónico excelente para el estómago y el corazón; mejora la circulación y ayuda en todos los problemas del hígado. Aumenta la leche materna, fortalece la memoria proveyendo oxígeno al cerebro, ayuda contra los calambres y otros problemas femeninos, contribuyendo al equilibrio hormonal. Los indios Quinault usan toda la planta como infusión para control de la natalidad. Se ha usado como tratamiento para el cáncer interno. El cardo bendito contiene complejo B, manganeso, calcio, hierro, fósforo y potasio.

artritis
calambres
circulación sanguínea
corazón, fortalece
dolor de cabeza
fiebres
hidropesía
hormonas, equilibrio

bazo
cáncer
control de la natalidad
digestión
estreñimiento
gases
hígado
ictericia

infección, vías respiratorias
leucorrea
memoria, mejora
pulmones
riñones

lactancia
lombrices
problemas menstruales
purifica la sangre
senilidad

BLUE COHOSH (HIERBA DE SAN CRISTÓBAL)

(*Caulophyllum thalictroides*)

Parte usada: la raíz

También llamada caulófilo, esta hierba contiene propiedades antibacterianas y también complementarias para los nervios. Contiene un fuerte antiséptico que es efectivo para todo el organismo. Alivia los calambres musculares y espasmos; ayuda a aliviar la menstruación dolorosa. Ayuda a dilatar el cuello del útero, facilitando el parto. Si se administra pocas horas antes del parto, es más seguro; casos de parto lento y doloroso. Por sus propiedades hemagogas no debe usarse en el embarazo, excepto en el último mes. El caulófilo debe usarse junto con otras hierbas, como la cimífuga.

Contiene vitamina E y vitaminas del complejo B; además contiene calcio, magnesio, fósforo y potasio.

calambres
cólicos
corajes
epilepsia
fiebre intermitente
infección de vejiga
menstruación, regula
neuralgia
presión sanguínea alta
útero, problemas crónicos

calentura intermitente
convulsiones
diabetes
espasmos
hidropesía
leucorrea
nervios
parto, induce
problemas del embarazo
vaginitis

BLUE VERVAIN (VERBENA)

(*Verbena hastata*)

Parte usada: la planta

Se usa para problemas de los nervios. Produce relajamiento y sudor, alivia fiebres y asienta el estómago, produciendo una sensación de bienestar. Es una de las mejores hierbas para evitar la gripe, especialmente la inflamación de las vías respiratorias superiores. Ayuda a eliminar las flemas de la garganta y el pecho. Ayuda en problemas menstruales. Contiene vitamina C y algo de vitamina E; también contiene calcio y manganeso.

asentar el estómago
bazo
cálculos biliares
colon
consumción
diarrea
dolor de oídos
enfermedades de la piel
epilepsia
fiebre
inflamación bronquial
lombrices
mucosidades
neumonía
problemas menstruales
problemas del hígado
tos
vesícula

asma
bronquitis
catarro
congestión de garganta y pecho
convulsiones
disentería
dolor de cabeza
entrañas, intestinos
fiebre intermitente
gripe
insomnio
llagas
nervios
problemas de los riñones
problemas femeninos
resfríos
vejiga

BONESET (EUPATORIO)

(*Eupatorium perfoliatum*)

Parte usada: la planta

El eupatorio es excelente para la gripe. El Dr. Shook ha dicho que esta hierba nunca falla en combatirla.

El té es uno de los remedios caseros más comunes. Los indios la usaban para combatir la fiebre y aliviar dolores y resfríos. A la gripe se le conocía con el nombre de "fiebre rompe huesos" por el dolor que hace sentir que los huesos se están quebrando. Es un tónico suave y muy útil en la indigestión, especialmente para personas mayores.

El eupatorio contiene vitamina C, calcio, algo de PABA (ácido para-amino-benzóico) y además contiene magnesio y potasio.

bronquitis	escalofrío
fiebre de las montañas rocosas	fiebre, previene
fiebre escarlatina	fiebre amarilla
garganta, dolor	gripe
ictericia	inflamación
lombrices	malaria
paperas	problemas del hígado
resfríos	reumatismo muscular
sarampión	tifoidea
tónico	

BORAGE (BORRAJA)

(*Borago officinalis*)

Parte usada: las hojas

La borraja es muy calmante, especialmente en las bronquitis y para el sistema digestivo. Tiene un efecto estimulante en las glándulas suprarrenales y actúa en los riñones para reducir las fiebres por inflamación. Es excelente para restaurar la vitalidad en la convalescencia. Calma las membranas mucosas de la garganta y la boca. El té se ha usado para enjuagar los ojos doloridos y para aumentar la leche de la madre. Contiene potasio y calcio.

bronquitis	catarro crónico
corazón, fortalece	digestión
erupciones, piel	ictericia
inflamación bronquial crónica	lactancia
nervios, calmante	ojos, inflamación
pleuresía	previene el insomnio
purifica la sangre	resfríos, fiebre
tiña	

BUCHU (BAROSMA O BUCHÚ)

(*Barosma betulina*)

Parte usada: las hojas

La barosma tiene una influencia curativa en todos los problemas crónicos de las vías urinarias: es una de las mejores hierbas para el sistema urinario; la barosma absorbe el exceso de ácido úrico y reduce le irritación de la vesícula. Aumenta el volumen de sólidos y líquidos en la orina y al mismo tiempo, actúa como tónico y astringente desinfectante de las membranas mucosas. Se ha usado en las primeras etapas de la diabetes.

Se combina con la gayuba para el tratamiento de retención de agua e infecciones de las vías urinarias. Se toma caliente como tratamiento de la prostatitis e irritación de la uretra.

cálculos biliares
diabetes, primeras etapas
hidropesía
incontinencia
infecciones micóticas (hongos)
nefritis
problemas de los riñones
próstata, problemas
quistes
reumatismo
uretritis
vejiga

BUCKTHORN (ESPINO CERVAL)

(*Rhamnus frangula*)

Parte usada: corteza y bayas

El espino cerval estimula la bilis. No produce cólicos, calma el tracto intestinal sin formar hábito. Puede tomarse por períodos largos sin molestias. Si se toma caliente produce transpiración y baja la fiebre. El ungüento ayuda a aliviar la comezón. Las hojas molidas y aplicadas en heridas detienen la hemorragia.

apendicitis   cálculos biliares
comezones   enfermedades de la piel
envenenamiento con plomo   estreñimiento (crónico)
fiebres   gota
hemorragias   hemorroides
hidropesía   hígado
intestinos   lombrices
parásitos   reumatismo
verrugas

BUGLEWEED (LICIPIO)

(*Lycopus virginicus*)

Parte usada: la planta

El licipio es muy útil para aliviar el dolor. Tiene compuestos que contraen los tejidos de las membranas mucosas reduciendo descargas líquidas. Mejora el apetito. Es usada para el bocio (alargamiento de la glándula tiroides). Su acción se parece a la dedalera, bajando el pulso y reduciendo su frecuencia. Ayuda en las irritaciones de la tos y regula la circulación. Es uno de los narcóticos más suaves que existen.

diabetes	diarrea
dolor	fiebres
hemorragias pulmonares y nasales	indigestión nerviosa
lastimaduras	menstruación excesiva
nervios	resfríos
tos	tuberculosis
úlceras	

BURDOCK (BARDANA)

(*Arctium lappa*)

Parte usada: raíz

Considerada como una de las mejores purificadoras de la sangre, la bardana reduce la hinchazón de las articulaciones y ayuda a reducir los depósitos de calcio, activando las funciones del riñón al limpiar la sangre de ácidos venenosos. Contiene de 27% a 45% de inulina, una forma de almidón, fuente de sus poderes curativos. La inulina es una substancia importante en el metabolismo de los carbohidratos. En Europa se usa para el prolapso uterino (útero caído o fuera de lugar). Con sasafrás y en té es calmante del hipotálamo. Además ayuda a la glándula pituitaria a descargar proteína ayudando a equilibrar las hormonas en el cuerpo. Se dice que la mala nutrición de la glándula pituitaria es responsable por la obesidad.

La bardana contiene mucha vitamina C y hierro. Contiene 12% de proteína, 70% de carbohidratos, algo de vitamina A, P, complejo B, vitamina E, PABA, pequeñas cantidades de azufre, silicio, cobre yodo y zinc.

acné	alergias
artritis	asma
bronquitis	cáncer
caspa	eczema
enfermedades cutáneas (de la piel)	fiebre del heno
fiebres	forúnculos
gota	heridas
hígado	infecciones
lepra	lumbago
nerviosismo	prolapso uterino
pulmones	reumatismo
riñones	sangre (purificador)
úlceras bucales	

BUTCHER'S BROOM (RUSCO)

(*Ruscus aculeatus*)

Partes usadas: rizomas

El rusco se ha venido usando desde hace muchos siglos. Las investigaciones han demostrado que tiene un efecto fortalecedor de las paredes vasculares; además muestra propiedades desinflamantes. Tiene una acción constrictora en las venas, lo que la hace efectiva cuando se usa en pacientes que tienen tendencia a problemas circulatorios después de las operaciones.

El rusco es muy beneficioso para mejorar la circulación periférica, prevenir la trombosis después de las operaciones, venas varicosas, flebitis, hemorroides y problemas circulatorios.

Aumenta la circulación al cerebro, piernas y brazos. Tiene un efecto diurético y causa la constricción de los vasos sanguíneos. Ayuda a prevenir la arterioesclerosis y reducir el nivel del colesterol. En vista de que los problemas de circulación son la primera causa de muertes en los Estados Unidos, sería sabio considerar el rusco.

arterioesclerosis	aumenta la circulación
calambres en las piernas	circulación, cerebro
dolor de cabeza	flebitis (inflamación de venas)
hemorroides	hidropesía
ictericia	problemas de menstruación
trombosis (coágulos de sangre)	venas varicosas

CAPSICUM (PIMIENTO ROJO)

(*Capsicum frutescens*)

Parte usada: fruto

Se dice que protege contra las enfermedades y normaliza la presión de la sangre. Es un desinfectante interno inofensivo de acción superior. Aumenta la actividad del corazón sin aumentar la presión sanguínea. Previene ataques cerebrales y de corazón. También se usa para hemorragias internas y externas. El pimiento rojo aumenta su poder con otras hierbas; ayuda en la digestión cuando se toma en las comidas y ayuda a los órganos de secreción (glándulas). Se usa para combatir la diarrea y la disentería.

Esta hierba es muy importante cuando se requiere acción rápida contra la gripe o los escalofríos (su acción es estimulante). Restaura los tejidos del estómago y cura las úlceras intestinales. Es una de las hierbas más puras y estimulantes. Se dice que es un catalizador, pues aumenta la efectividad de otras hierbas y las distribuye donde se necesiten en el cuerpo.

Es rico en vitamina A, C, hierro y calcio. Además tiene vitamina G, magnesio, fósforo y azufre; tiene algo de complejo B y es rico en potasio.

artritis	ataques cerebrales
bronquitis	calentura intermitente
circulación	corazón
diabetes	erisipelas
escalofríos	espasmos
fatiga	fiebre intermitente
fiebres	garganta lastimada
gases	hematomas
hemorragias	heridas
ictericia	infecciones
mucosidad excesiva	ojos
páncreas	piorrea
presión sanguínea	presión sanguínea alta
problemas de los riñones	quemaduras
quemaduras de sol	reumatismo
shock	torceduras (uso externo)
tumores	úlceras
venas varicosas	

CARAWAY (ALCARAVEA)

(*Carum carvi*)

Parte usada: semillas

Es un antiséptico poderoso, muy útil para calmar el dolor de muelas. Es similar al anís, cuyo aceite tiene el mismo uso. La alcaravea se usa con otras hierbas, ayudando a corregir o mejorar la acción de los purgantes como la mandrágora y raíz de verónica. Cuando se aplica localmente en la piel actúa como anestésico. Previene la fermentación en el estómago, ayudándolo a asentarlo después de tomar medicinas para las náuseas. Se usa para problemas del estómago. Ayuda en la menstruación y en el flujo de la leche, es bueno para los calambres del útero, mucosidades en los pulmones y gases intestinales infantiles.

Contiene complejo B. Es rica en calcio y potasio, tiene pequeñas cantidades de magnesio, plomo, silicio, zinc, algo de yodo, cobre, cobalto y hierro.

apetito, estimula	calambres
cólicos	digestión
dolor de muelas	escalofríos
espasmos	estómago, asienta
gas	lactancia
menstruación	problemas femeninos
pulmones, mucosidad	resfríos

CASCARA SAGRADA (CÁSCARA SAGRADA)

(*Rhamnus purshiana*)

Parte usada: corteza

La cáscara sagrada es una corteza rica en aceites que actúan en forma similar a ciertas hormonas, inducen peristalsis. Es una de las mejores hierbas para curar el estreñimiento crónico y se dice que no forma hábito. Aumenta las secreciones del estómago, hígado, páncreas y ejecuta una acción extraordinaria de desentumecimiento del intestino grueso.

Efectiva para los conductos biliares, ayuda al cuerpo a librarse de cálculos en la vesícula. Es muy valiosa cuando hay hemorroides causadas por la mala función de los intestinos.

Previene la evacuación dolorosa; después de usarla por cierto tiempo ayuda a la función natural y regular de los intestinos. Es un tónico estimulante efectivo para los nervios. Limpia muy bien el intestino grueso y reconstruye su función.

La cáscara sagrada contiene complejo B, calcio potasio, manganeso, trazas de estaño, plomo, estroncio y aluminio.

bazo	cálculos biliares
colon	digestión
dispepsia	estreñimiento
garrotillo	gota
hemorroides	ictericia
indigestión	inflamaciones
insomnio	intestinos
lombrices	nervios
pituitaria	presión sanguínea alta
problemas del hígado	tos
vesícula	

CATNIP (HIERBA GATERA)

(*Nepeta cataria*)

Parte usada: la planta

Es el "Alka-Seltzer" natural. Los indios la usaban para cólicos infantiles. Produce un efecto sedante en el sistema nervioso. Se usa para la fiebre, para inducir el sueño y producir transpiración sin aumentar el calor del cuerpo. Se dice que, en los niños, reduce rápidamente las convulsiones. Además es bueno contra la agitación, cólicos y dolor, especialmente en niños pequeños. Ayuda a prevenir el resfrío cuando se toma en infusión caliente al aparecer los primeros síntomas. Ayuda en la fatiga y mejora la circulación. También se dice que previene abortos y partos prematuros. Ayuda contra el dolor, estómago revuelto y diarrea causados por la gripe.

Es rica en vitaminas A, C y complejo B. Contiene magnesio, manganeso, fósforo, sodio y azufre.

aborto, evita	adicción, contra
anemia	bronquitis crónica
calambres musculares	calambres menstruales
circulación	cólicos
congestión pulmonar	convulsiones
diarrea	digestión
dolor	dolor de cabeza
drogas, contra adicción	enfermedades infantiles
espasmos	espasmos
esterilidad	estómago revuelto
fatiga	fiebre
gas	gripe
hemorroides	hipo
inquietud	lastimaduras externas
locura	lombrices
menstruación detenida	náuseas de embarazo
nervios	nicotina, contra adicción
piel	pulmones, congestión
resfríos	shock
tensión	tos
vómito	

CELERY (APIO)

(Apium graveolens)

Parte usada: raíz y semillas

Las semillas y tallos del apio se usan en Australia como antiácido. Cocido en leche neutraliza el ácido úrico y el exceso de otros ácidos en el cuerpo, ayudando a tratar el reumatismo. El té es muy útil para el dolor de cabeza. Produce transpiración, es bueno para los nervios y tiene un efecto estimulante en los riñones, produciendo un aumento en el flujo de la orina. Contiene vitaminas A, B y C, mucho calcio, potasio, fósforo, sodio y hierro. Además tiene pequeñas cantidades de azufre, silicio y magnesio.

artritis	diabetes
dolor de cabeza	gota
hidropesía	hígado, problemas
inflamación nasal	insomnio
lumbago	mal de Bright (nefritis crónica)
nerviosismo	neuralgia
retención uterina	reumatismo
vómito	

CENTAURY (CENTAURA)

(*Erythraeu centaurium*)

Parte usada: la planta

Se usa en convalescencias lentas; aumenta el apetito y fortalece el sistema digestivo. Purifica la sangre y es un excelente tónico. Es buena para el reumatismo muscular y fortalece la vejiga en personas mayores. Previene la incontinencia. Regula el conducto de la vesícula y se conoce como un preventivo para todas las enfermedades febriles, dispepsia y recuperación de fiebres. Tiene un efecto sanador en heridas. Actúa como un tónico estimulante difusor para el corazón, estómago, hígado, órganos sexuales y sistema nervioso.

digestión
fiebres
hígado
incontinencia
lombrices
presión sanguínea alta
sangre (purificador)
úlceras

eczema
heridas, uso externo
ictericia
lastimaduras
menstruación
reumatismo
tónico
vesícula

CHAMOMILLE (MANZANILLA)

(*Anthemis nobilis*)

Parte usada: la flor

Es una de las mejores hierbas para tener a la mano como prevención para emergencias. Es benéfica y confiable. En té, es excelente para los nervios y calambres menstruales. Ayuda a desarrollar la hormona natural tiroxina, la cual ayuda a rejuvenecer la textura del cabello, piel y el estado mental, manteniéndolo alerta. Es un sedante curativo, sin efectos secundarios. Es muy útil para niños en los resfríos, problemas estomacales, colitis, en gárgaras y externamente para la inflamación. Es una de las mejores hierbas para aliviar el estómago revuelto, cólicos en bebés e inducir sueño. Es reconocida por la profesión médica ortodoxa como medicina para niños, especialmente en Francia y España, donde muchos médicos la recetan.

Contiene calcio, magnesio, potasio, hierro, manganeso y zinc. Contiene también algo de vitamina A.

aire contaminado
bronquitis
calambres estomacales
catarro

asma (inhalar vapor)
calambres menstruales
cálculos en la vesícula
dentición

diarrea
dolor de oídos (compresa)
drogas, contra adicción
espasmos
estómago revuelto
fiebres
gases
ictericia
insomnio
nerviosismo
riñones
tifoidea
tumores

dolor
dolor de cabeza
enfermedades infantiles
estimulante del apetito
estreñimiento
garganta (gárgaras)
histeria
indigestión
menstruación detenida
ojos adoloridos
sarampión
tos
úlceras

CHAPARRAL (CHAPARRAL)

(*Larrea divaricata*)

Parte usada: hojas y tallos

Tiene la habilidad de limpiar profundamente los músculos y las paredes de los tejidos. Es un potente tónico para la uretra y la linfa; edifica los tejidos. La ciencia médica cree que el chaparral apoya al cuerpo evitando el crecimiento indeseable a través de los medios de respiración a nivel de todo el organismo. Es un fuerte antioxidante, anticancerígeno, analgésico, y antiséptico. Es una de las mejores hierbas antibióticas. Se dice que tiene la habilidad de eliminar los residuos de LSD del organismo.

El chaparral tiene alto contenido de proteína, potasio y sodio. Además contiene silicio, estaño, aluminio, azufre, cloro y bario.

acné
artritis
cáncer

alergias
bursitis
cataratas

cortaduras
dolores crónicos, espalda
enfermedades venéreas
hemorroides
intestino delgado
moretones
prolapso uterino
purifica la sangre
reumatismo
sistema respiratorio
tumores

dolores
eczema
forúnculos
heridas
leucemia
problemas estomacales
próstata
resfríos
riñones
soriasis
vista, mejora

CHICKWEED (PAMPLINA)

(*Stellaria media*)

Parte usada: la planta

Es valiosa en tratamientos de toxinas en la sangre, fiebres e inflamación. Los elementos mucílagos se usan para úlceras estomacales e inflamación de los intestinos. Ayuda a disolver la placa en los vasos sanguíneos y las substancias gruesas del organismo. Es muy útil como alimento y como medicina. Fortalece el estómago e intestinos. Tiene propiedades antisépticas cuando se disuelve en la sangre, se considera un agente anticancerígeno. Además se usa en cataplasmas para forúnculos, quemaduras, enfermedades de la piel, ojos doloridos y testículos inflamados.

Es rica en hierro, cobre y vitamina C. Contiene mucho calcio, sodio, complejo B, vitamina D, algo de manganeso, fósforo y zinc.

apetito, calma
asma
bursitis
colitis

arterioesclerosis
bronquitis
calambres
congestión de los pulmones

convulsiones
estreñimiento
hemorragias
heridas
moretones
obesidad
pleuresía
purificador, sangre
sarpullido
testículos inflamados

envenenamiento de la sangre
gases
hemorroides
infección de ojos
mucosidad
piel, comezones
preventivo, cáncer
retención de agua
tejidos inflamados
úlceras

CHICORY (ACHICORIA)

(*Cichorium intybus*)

Parte usada: planta y raíz

Tiene muchos de los ingredientes que tiene el diente de león. Se conocía en Roma como un alimento para purificar la sangre. El té ayuda a eliminar la flema del estómago y es útil para estómago revuelto. También es útil para el ácido úrico que se forma en la gota y reumatismo que deja las articulaciones rígidas. Se usa para lavar heridas y granos. Si se usa regularmente, es buena para las piedras en la vesícula. La savia del tallo alivia la urticaria y quemaduras de sol. Es rica en vitaminas A, C, G, B, K y P.

anemia
artritis
cálculos de la vesícula
depósitos de calcio
esterilidad
glándulas
ictericia
problemas de los riñones

arterioesclerosis
bazo
cataplasma
digestión
flema, elimina
gota
inflamaciones
problemas del hígado

purificador de la sangre   reumatismo
tónico

CINCHONA (QUINA)

(*Cinchona calisaya*)

Parte usada: corteza

Contiene quinina, la cual suprime las enzimas celulares; actúa como un desinfectante en casos de malaria y reumatismo. Previene la gripe. Es uno de los mejores tónicos. Es útil para enfermedades de la tiroides y para fiebres intermitentes. Fortalece el estómago en la convalecencia y ayuda al sistema nervioso. El extracto se usa para curar intoxicación alcohólica.

corazón, pálpitos	escrófula
fiebres intermitentes	gripe
hidropesía	histeria
ictericia	malaria
parásitos	problemas nerviosos
problemas menstruales	reumatismo
sarampión	tifoidea (fiebre)
viruela	

CLOVES (CLAVO DE OLOR)

(*Eugenia caryophyllata*)

Parte usada: semillas

El clavo de olor contiene uno de los germicidas más poderosos que existen. Es seguro y efectivo contra los vómitos y náuseas del embarazo; aumenta la circulación de la sangre y promueve la digestión y nutrición. El aceite de clavo es un estimulante difusor que reduce el dolor de muelas y el mal aliento. El clavo contiene vitamina A y C, complejo B además de potasio, fósforo calcio, magnesio y sodio.

bronquitis	colitis, mucosidad
diarrea	disentería
dolor	dolor de muelas
dolor de oídos	epilepsia
espasmos	estimulante sexual
gas	indigestión
mal aliento	mala circulación
mareos	náusea
parálisis	presión sanguínea baja
vómito	

COLTSFOOT (TUSÍLAGO)

(*Tussilago farfara*)

Parte usada: hojas, flores

Se conoce como remedio para la tos y calmante del dolor en la respiración. Los ingredientes de las flores tienen efectos expectorantes, aliviando las membranas mucosas. Suaviza la garganta y calma el reflejo de la tos en el cerebro. Es un expectorante para el pecho y pulmones. Tiene un alto porcentaje de mucílago y saponina, los cuales tienen efectos desinfectantes y desinflamantes de las vías respiratorias. Usándola con romero y malvavisco es uno de los mejores remedios para la tos; úsese como té. Es rica en vitaminas A y C. Además contiene calcio, potasio, vitamina P, zinc, vitaminas B12 y B6, manganeso, hierro y cobre.

asma	bronquitis

comezón de tráquea, calma
enfisema
gripes
inflamación, catarro
neumonía
pulmones, problemas
ronquera
tosferina

diarrea
escalofríos
hinchazón
mucosidad
pleuresía
resfríos
tos
tuberculosis

COMFREY (CONSUELDA)

(*Symphytum officinale*)

Parte usada: hojas y raíz

Es una de las hierbas más valiosas de la medicina botánica. Ha sido usada por cientos de años con gran éxito para curar heridas y reparar huesos. Alimenta la pituitaria con sus hormonas naturales y ayuda a fortalecer el esqueleto. Además ayuda en el equilibrio del calcio y fósforo, ayuda a desarrollar huesos fuertes y piel saludable. Fomenta la secreción de pepsina; brinda apoyo general a la digestión. Tiene efectos benéficos en todo el cuerpo. Es una de las mejores hierbas para el sistema respiratorio y puede ser usada externa o internamente para curar fracturas, heridas, lastimaduras y úlceras. Detiene hemorragias, ya sea del estómago, pulmones, intestinos, riñones o almorranas.

Es rica en vitaminas A y C, calcio, potasio, fósforo y proteína. Contiene hierro, magnesio, azufre, cobre y zinc, así como dieciocho aminoácidos. Es un buen productor del aminoácido hisina, especialmente en las dietas que no contienen productos de animales.

alergias
artritis

anemia
asma

bronquitis
calambres
cálculos en los riñones
colitis
dolor
enfisema
fiebre del heno
fracturas
gota
hinchazón
insectos, picaduras
moretones
pleuresía
problemas de la piel
problemas de riñón
quebraduras
resfríos
sinusitis
tónico
tos
tumores
vesícula

bursitis
calambres, piernas
cáncer
digestión
eczema
fatiga
forúnculos
gangrena
hemorragias
infecciones
lastimaduras
neumonía
problemas estomacales
problemas respiratorios
pulmones
quemaduras
sangre, depura
tensión
torceduras
tuberculosis
vejiga

CORNSILK (BARBAS DEL MAÍZ)

(*Stigmata maidis*)

Parte usada: pelos o barbas

El pelo o barbas del maíz se usa para problemas de la vesícula. Los doctores lo han usado como un diurético y para quistes. Tiene un efecto limpiador de la circulación y se usa en tratamientos renales e inflamación de quistes. Limpia las membranas y las inflamaciones de quistes con poderes antisépticos en los depósitos mórbidos. Es rico en vitamina K, contiene vitamina B, PABA y sílice.

arterioesclerosis
colesterol
corazón, problemas de
gonorrea
incontinencia
obesidad
presión alta
próstata
quistes
riñones, problemas de
urinarios, problemas
vejiga, problemas

COUCH GRASS (BERMUDA)

(*Agropyron repens*)

Parte usada: la planta

Es bien conocida por sus efectos benéficos en el sistema urinario. Efecto tonificador. Se usa a los primeros síntomas de problemas catarrales. Se usa en quistes, y especialmente en tratamientos de enfermedades catarrales y de la vejiga. Es popular para eliminar piedras o cálculos en riñones y vejiga. El extracto tiene efectos antibióticos contra una variedad de bacterias y hongos.

Es rica en vitamina C, A y complejo B, silicio, potasio y sodio. Contiene pequeñas cantidades de magnesio y calcio.

bronquitis
cálculos en los riñones
desórdenes femeninos
estreñimiento

cálculos
cistitis
enfermedades de la piel
fiebres

fortalecimiento de la vista
ictericia
infecciones urinarias
mal de Bright-nefritis crónica
próstata
purifica la sangre
riñones, problemas de
tensión

gota
infección de la vejiga
lumbago
orina, inflamación
pulmones
reumatismo
sífilis
vejiga, inflamación de

CRAMP BARK (VIBURNO)

(*Viburnum opulus*)

Parte usada: corteza y bayas

Considerada como una de las mejores hierbas reguladoras femeninas. Ha sido recomendada para prevenir enfermedades nerviosas durante el embarazo, para los dolores después del parto y calambres del embarazo. Es reconocida como un sedante del útero y de espasmos. Es el mejor relajante para el útero y ovarios. En Rusia, las bayas se usan frescas o secas para la hipertensión, problemas de corazón (las semillas), tos, gripe, pulmones, riñones, derrames y úlceras estomacales. En forma externa, la cataplasma de flores es útil para el eczema y problemas de la piel. Contiene potasio, calcio y magnesio. Las bayas algunas veces se usan en forma idéntica que las del arándano. Son muy ricas en vitamina C y K, y algunos minerales.

aborto
calambres
cálculos biliares
convulsiones
desmayos
embarazo

asma
calambres, piernas
cólicos
corazón, palpitaciones
disentería
epilepsia

espasmos
estreñimiento
hipertensión
ictericia
neuralgia
parasitismo
pulso, regulación
riñones, problemas de

estreñimiento
gases
histeria
nerviosismo
palpitaciones del corazón
postparto, dolores de
reumatismo
urinarios, problemas

CULVER ROOT (RAÍZ DE VERÓNICA)

(*Varoniscastrum virgincum*)

Parte usada: raíz

Es un relajante suave y tonificante del hígado y el estómago. Ayuda a la digestión, purifica la sangre y remueve las obstrucciones catarrales y congestiones ligeras de una manera natural.

Se toma con otras hierbas como el hinojo, para eliminar gases. Su acción es similar a la de la mandrágora pero se concentra en el duodeno. La mandrágora actúa en el hígado, estimulándolo para producir más bilis. Contiene potasio y magnesio.

diarrea
envenenamiento con alimentos
escrófula (enfermedad)
estómago, problemas
fiebre
obstrucciones catarrales
problemas del hígado
purificador de la sangre
sífilis

CYANI (CENTAURA)

(*Centaurea cyanus*)

Parte usada: la planta

Ha sido usada por los indios como un antídoto para la mordedura de víbora y picaduras. Sus propiedades tienen una reacción parecida a la del cardo bendito. Sus poderes nervinos son muy valorados. El destilado del agua de los pétalos se ha usado como remedio para la debilidad de los ojos; el polvo puede usarse en hematomas. Las semillas, las hojas o el destilado de la hierba tomadas con vino son muy buenas contra la plaga y toda enfermedad infecciosa. Es buena para úlceras y dolores de la boca. Se usa como remedio para ciertas formas de parálisis temporal.

conjuntivitis	dermatitis
enfermedades	enfermedades de la piel
fiebres, pestilencia	indigestión crónica
infecciones	mordeduras ponzoñosas
muelas, dolor	nervios, desorden
ojos, desórdenes	paperas
picaduras	úlcera de la córnea
vista débil	

DAMIANA (DAMIANA)

(*Turnera aphrodisiaca*)

Parte usada: hojas

La damiana tiene propiedades estimulantes y se ha usado para el nerviosismo, debilidad y agotamiento. Ha sido recomendada por aumentar la cantidad de espermatozoides en el hombre y para fortalecer el óvulo en la mujer. Ayuda en el equilibrio de las hormonas en la mujer. En México se usa para problemas femeninos. Es especialmente benéfica para el agotamiento y de los poderes vitales del cuerpo. Es útil para aquellos que sufren debilidad sexual y ha sido usada como un suave tónico y laxante para niños.

Es una de las más populares y seguras de todas las plantas y se dice que restaura la capacidad de las funciones sexuales naturales.

agotamiento
bochornos, calores
bronquitis
energía
enfermedad de parkinson
enfisema
equilibrio de hormonas
estimulante sexual
femeninos, problemas
frialdad
hormonas, equilibrio
impotencia
menopausia
nerviosismo
próstata
vigor cerebral

DANDELION (DIENTE DE LEÓN)

(*Taraxacum officinale*)

Parte usada: hojas y raíz

El diente de león es benéfico para las funciones del hígado. Limpia las obstrucciones y estimula al hígado para desintoxicar el veneno. Se le considera un valioso alimento para sobrevivir.

Contiene todas las sales que el cuerpo requiere para purificar la sangre. Promueve una circulación saludable. Fortalece las arterias débiles. Limpia la piel de manchas y restaura el equilibrio gástrico en pacientes que han sufrido de vómitos severos.

El jugo del tallo se aplica en las verrugas dejándolo que se seque sobre la verruga. Si se usa diariamente durante dos o tres días hace que la verruga se seque. Además es útil para callos, acné y ampollas. Una dieta de esta hierba (verde) mejora el esmalte de los dientes.

El diente de león es una fuente natural de proteínas. Es rico en vitamina A. Es excelente fuente de vitaminas B, C y E. Es rico en potasio, calcio y sodio. Contiene algo de fósforo y hierro, níquel, cobalto, estaño, cobre y zinc.

ampollas, uso externo	anemia
bazo	calambres
callos	dermatitis
diabetes	eczema
estómago	estreñimiento
fatiga	fiebres
gota	hígado, problemas de
hipoglucemia	ictericia
manchas de la vejez	metabolismo, estimulante
presión sanguínea alta	purificador de la sangre
resistencia	reumatismo
soriasis	verrugas
vesícula	

DEVILS CLAW (GARRA DEL DIABLO)

(*Harpagophytum procumbens*)

Parte usada: raíz

Extensos experimentos han demostrado que esta hierba tiene poderes curativos contra la artritis, reumatismo, diabetes, arterioesclerosis, hígado, riñones y problemas de la vejiga. Tiene propiedades similares al chaparral, el cual tiene la habilidad de limpiar a fondo a los músculos y las paredes de los tejidos. Es un agente natural que limpia al cuerpo de toxinas. Experimentos han demostrado que el uso regular ayuda a las paredes endurecidas de los conductos vasculares, haciéndolas elásticas otra vez y dando una sensación general de fortaleza la cual parece reducir los achaques de la vejez.

Un doctor sugirió que si una persona saludable la toma una vez al año, especialmente en verano, limpiará los órganos más importantes, la linfa y la sangre.

arterioesclerosis	artritis
cálculos biliares	colesterol
contaminación ambiental	diabetes
estómago, problemas	gota
hígado, enfermedades	malaria
reumatismo	riñones, fortalecer
sangre, purificador	vejiga, fortalecer

DONG QUAI

(*Angelica sinensis*)

Parte usada: raíz

Dong Quai ha sido llamada la reina de las hierbas para problemas femeninos. Tiene efectos tranquilizantes en todo el sistema nervioso central, nutre las células del cerebro, nutre la sangre, lubrica los intestinos y promueve el crecimiento de la matriz. Ha sido aclamada por ser muy efectiva contra casi todo tipo de enfermedad del sistema femenino. Posee constituyentes que nutren las glándulas femeninas y ayuda a fortalecer todos los órganos internos y los músculos. Además ayuda a reconstruir la sangre y mejorar la condición de la futura madre. Disuelve los coágulos de la sangre y afloja los músculos tensos. Purifica la sangre y la limpia, ayudando a mejorar la circulación. Ayuda a la recuperación de accidentes cuando existen derrames internos y magulladuras en el cuerpo. Esta hierba contiene vitamina A, B12 y E.

anemia
bochornos (calores)
calambres
circulación
dolor abdominal
escalofríos, por fiebre
estreñimiento
hemorragias, uso interno
hipoglucemia
menopausia
metabolismo
moretones
preventivo
tonificante

angina
cabeza, dolores
cerebro, alimenta
coágulos, sangre
dolor continuo
estómago
glándulas femeninas
hipertensión
lumbago
menstruación, regula
migraña
nerviosismo
sangre, depurar
tumores, sangre

ECHINACEA (EQUINÁCEA)

(*Equinacea augustifolia*)

Parte usada: raíz

La equinácea estimula el sistema inmunológico y la producción de glóbulos blancos. Mejora la filtración y drenaje, ayuda a limpiar las toxinas de la sangre. Es considerada una de las mejores limpiadoras de la sangre, y un método no tóxico de limpiar el organismo. Es buena para el alargamiento y debilidad de la próstata. Es un antibiótico natural y ha sido usado con pamplina para ayudar a perder peso. Contiene vitaminas A, E y C, hierro, yodo, cobre, azufre y potasio.

acné	amigdalitis
antiséptico	cáncer
carbunco	difteria
eczema	encías
enfermedades de la sangre	envenenamiento sanguíneo
espinillas	estreptococos en la garganta
fiebres	forúnculos
gangrena	glándulas linfáticas
gonorrea	hidrofobia
indigestión	infecciones, uso externo
infecciones, prevención	leucemia
mucosidad	peritonitis
picaduras venenosas	próstata
purificador de la sangre	regenerador de la sangre
sífilis	tifoidea
tumores dolorosos	

ELDER FLOWER (FLOR DEL SAÚCO)

(*Sambucus nigra*)

Parte usada: flores y frutos

La flor del saúco se considera una de las más fabulosas y versátiles de las hierbas usadas para tratar enfermedades. Su resultado se puede observar en la capacidad de la flor para desintoxicar las células del organismo, eliminando las toxinas. Mejora la circulación y produce el sudor. Reduce la fiebre cuando esto es necesario.

Es una sustancia alterante, purifica la sangre y depura las células. Contiene constituyentes que actúan como sedantes y reducen el dolor. Trabaja como expectorante y tiene acción anticatarral y desinflamante. Es un remedio maravilloso para los bebés, niños y para los ancianos.

La flor del saúco y menta se mezclan para combatir los resfríos, la gripe y las fiebres. Para las infecciones, es excelente cuando se combina con sello de oro y milenrama. Cuando se le combina con el barbasco (gordolobo), actúa como descongestionante de los pulmones y contra el asma. Para el lavado de los ojos se usa en combinación con el sello de oro y con la eufrasia.

La flor del saúco contiene vitamina A, C y bioflavonoides.

alergias

asma

cáncer

enfermedades de la piel

fiebres

gripe

infecciones de ojos

inflamación del cerebro

neumonía

problemas digestivos

úlcera

articulaciones, inflamación

bronquitis

congestión sinus

fiebre del heno

gas

hemorroides

infecciones de los oídos

nervios

ojos

resfríos

ELECAMPANE (HELENIO)

(*Inula helenium*)

Parte usada: raíz

Se usa para lombrices intestinales, retención de agua, caries, para fortalecer las encías y en congestiones. Alivia las dificultades respiratorias, asistiendo como un expectorante y catarros en general. Es rica en insulina natural y beneficia al páncreas. Es preferible usarla en combinación con otras hierbas. Tiene propiedades antisépticas y se usa en España como desinfectante y antiséptico en cirugía. Contiene calcio, potasio y sodio.

asimilación pobre
bronquitis crónica
calambres
cólicos
consunción
digestión
estrés intestinal
lombrices
pulmones
tosferina
veneno, neutraliza

asma
buena salud
catarro de uretra
constipación en la uretra
convulsiones
eliminar flemas
femeninos, problemas
menstruales, problemas
tos
uretra, congestión
vesícula, inflamación

EPHEDRA (EFEDRA)

(*Ephedra species*)

Parte usada: la planta

La efedra está estrechamente relacionada con la adrenalina y tiene algunas de las mismas propiedades. Estimula el sistema nervioso y actúa directamente en las células de los músculos. Se usa en Rusia para tratamientos de reumatismo y sífilis. El jugo de sus bayas se ha usado para problemas respiratorios. Contiene sustancias que afectan los vasos sanguíneos, especialmente las arterias pequeñas y los capilares. Su efecto en el corazón causa latidos lentos y fuertes. Es considerada como broncodilator y descongestionante. Contiene vitamina B12, cobalto, estroncio, níquel y cobre.

artritis

bronquitis

corazón, palpitaciones

depresión

difteria

dolor de cabeza

fiebre escarlatina

fiebres

hemorragia nasal

musculares, problemas

pálpitos, corazón

presión sanguínea, normaliza

riñones

sinusitis

tónico

vesícula

asma

bursitis

articulaciones, problemas

derrame interno

dolor

drogas, sobredosis

fiebre del heno

gripe

menstruación

neumonía

piel, enfermedades

resfríos

sangre, purifica

tensión

venéreas, enfermedades

EUCALYPTUS (EUCALIPTO)

(*Eucalyptus globulus*)

Parte usada: aceite

Las hojas del eucalipto tienen propiedades antisépticas. Su uso es potente pero seguro. El aceite es útil en piorrea, quemaduras y para prevenir infecciones. Es útil contra gérmenes tóxicos. Los árboles de eucalipto han sido plantados en áreas donde hay fiebres, en áreas pantanosas infestadas con mosquitos; se ha encontrado que las hojas convierten el oxígeno del aire en ozono. También se ha encontrado que es vitalizador, purificador y edulcorante de toda materia orgánica.

Se puede inhalar el aceite para descongestionar en casos de sinusitis. El aceite mezclado con agua se puede usar como repelente de insectos; una gotita en la lengua controla las náuseas.

almorranas
bronquitis
carbunco
difteria
forúnculos
garrotillo
indigestión
lombrices
náusea
parálisis
prolapso del útero
quemaduras (aceite)
tifoidea
úlcera, uso externo

asma
cáncer
catarro
fiebre
garganta, dolor de
heridas
lastimaduras, uso externo
malaria
neuralgia
piorrea
pulmones
resfríos
tumor, uso externo

EVENING PRIMROSE (PRÍMULA, PRIMAVERA)

(*Oenothera biennis*)

Parte usada: corteza, aceite de las hojas

La prímula estimula la acción del estómago para ayudar en casos de problemas del hígado y bazo. Reduce las toxinas de alimentos en las dietas deficientes; las toxinas pueden afectar el sistema nervioso central. Ha sido usada en Europa para tratar la esclerosis múltiple. Contiene sustancias similares a las hormonas, llamadas prostaglandinas, consideradas moléculas milagrosas. Detiene la trombosis y reduce la hipertensión. Abre los vasos sanguíneos y alivia la angina. Retarda la formación de colesterol y reduce el nivel del mismo. Reduce la hipertensión media o moderada. Previene la inflamación y controla la artritis. En el laboratorio, la prímula detiene el crecimiento de las células cancerosas. Contiene minerales y es rica en potasio y magnesio.

alcoholismo
artritis
cabeza, dolores
cólicos menstruales
efectos sedativos
femeninos, problemas
hiperactividad, niños
irritación de la piel
nervios
obesidad
resfríos
tosferina

alergias
asma espasmódica
cáncer
depresión mental
esclerosis múltiple
glaucoma
intestino, problemas del
migraña
neuralgia
presión sanguínea alta
tos, nerviosa
úlceras

EYEBRIGHT (EUFRASIA)

(*Euphrasia officinalis*)

Parte usada: la planta

La eufrasia estimula el hígado para limpiar la sangre y mejorar los síntomas que afectan la claridad de visión y pensamiento. Se usa para inflamaciones por que enfría y desinfecta. Tiene propiedades antisépticas que combaten las infecciones de los ojos. Tradicionalmente se ha usado para problemas como reducción de la vista, inflamación de los ojos, conjuntivitis, úlceras y lesión por el esfuerzo en los ojos. Fortalece todas las partes de los ojos y provee elasticidad a los nervios y a todos los elementos constituyentes de la visión.

Es rica en vitaminas A y C. Contiene complejo B, vitamina D, vitamina E, hierro, silicio, yodo, cobre y zinc.

cabeza, dolor (por resfrío)
cataratas
congestión de sinusitis

cabeza, dolor
congestión nasal
congestión

fiebre del heno
inflamaciones
oídos, dolor
ojos, problemas
orzuelos
ronquera
tos

hígado, estimula
hemoria
ojos amoratados
ojos, desórdenes e infecciones
resfríos
sangre, depura
vista, fortalecer

FALSE UNICORN (FALSO UNICORNIO)

(*Chamaelirium luteum*)

Parte usada: raíz

Es un excelente tónico general. Es útil para las membranas mucosas y estómagos delicados. Es tan bueno como las semillas de calabaza para eliminar la solitaria. Contiene constituyentes turpentinos y antisépticos. Estimula y corrige problemas de los órganos reproductores femeninos y masculinos. Es importante para la menopausia por sus efectos en los desórdenes uterinos, dolores de cabeza y depresión. Es rico en vitamina C. Contiene cobre, azufre, cadmio, cobalto, molibdeno y zinc.

aborto, prevención
cabeza, dolores
costado, dolor
diabetes
enuresis
hidropesía
náuseas
ovarios
problemas digestivos
riñones
tos

apetito, estimulante
cólico
depresión
dispepsia
gastro intestinal, debilidad
menopausia
nefritis crónica
problemas uterinos
próstata
solitaria

FENNEL (HINOJO)

(*Foeniculum vulgare*)

Parte usada: semillas

Ayuda a quitar el apetito. Cocido con cebada ayuda en la lactancia. Ayuda a estabilizar el sistema nervioso y expulsa deshechos del cuerpo. Es un anticonvulsivo, alivia el dolor y es recomendado como sedante para niños pequeños. Mejora la digestión; tiene efectos diuréticos; es útil en casos de tos y bronquitis persistente con sus propiedades contra el exceso de mucosidad y anticonvulsivas. Contiene potasio, azufre y sodio.

apetito, disminuye	bronquitis
cólico	cólicos abdominales
congestión	convulsiones nerviosas
digestivo, apoyo	espasmos
femeninos, problemas	gases
gota	lactancia, promueve
lombrices	oxiuros
problemas intestinales	sedante para niños
tos	

FENUGREEK (FENUGRECO)

(*Trigonella foenum-graecum*)

Parte usada: semillas

El fenugreco tiene la habilidad de ablandar y disolver las masas de mucosidad acumulada. Ayuda a eliminar desperdicios tóxicos a través del sistema linfático. Elimina mucosidad y flemas de los conductos bronquiales. Tiene propiedades antisépticas y mata infecciones en los pulmones. Contiene lecitina la cual disuelve el colesterol y contiene sustancias lipotrópicas, las cuales disuelven los depósitos de grasa, evitando la retención de agua y acumulación grasa. Los constituyentes de las semillas contienen saponina, muy parecida a la que se encuentra en la yuca. Con jugo de limón y miel alivia y nutre el cuerpo y ayuda a reducir las fiebres. Es rico en vitaminas A y D; contiene un aceite similar al de hígado de bacalao. Es rico en minerales y proteína. Tiene vitamina B1, B2 y B3. Contiene colina, lecitina y hierro.

abcesos	bronquios, resfríos
carbunco	colesterol, disuelve
estómago, irritaciones	fiebre, reduce
forúnculos	garganta, gárgaras
heridas (cataplasma)	inflamaciones
lactancia	mal olor del cuerpo
mal aliento	mucosidad, disuelve
pulmones, infección	retención de agua
sangre, depurador	úlceras
útero	

FEVERFEW (MATRICARIA)

(*Chrysantemum parthenium*)

Parte usada: hojas y flores

La matricaria no es una hierba nueva; se ha venido usando para el alivio del dolor. Se le considera el mejor remedio contra las peores jaquecas. En el pasado se usaba en la misma manera que se usan hoy la aspirina y la codeína. Se le usaba contra el paludismo (una enfermedad relacionada con la malaria),o contra toda enfermedad donde hubiese escalofríos, fiebres o jaquecas.

La amtricaria es un remedio natural contra las jaquecas; excelente remedio contra los resfríos y las inflamaciones de la artritis. Se usa cuando hay mareos, tinitus y ayuda en la irrigación cerebral y la cabeza en general.

La matricaria contiene elementos que trabajan en sinergia para regular el funcionamiento del cuerpo. Trabaja gradualmente y con acción suave, permitiendo que el cuerpo se cure a sí mismo. Fortalece el cuerpo. Contiene gran cantidad de hierro, niacina, manganeso, fosforo, potasio y selenio. también contiene vitaminas A, C sílice, sodio y zinc.

alergias	artritis
circulación	digestión
dolor	olor de los sinus
dolor de cabeza	dolores
escalofríos	fiebres intermitentes
histeria	jaquecas
mareos	migrañas
paludismo	picaduras de insectos
problemas femeninos	promueve la menstruación
resfríos	síntomas de la menopausia
tinitus	vértigo

FIGWORT (ESCROFULARIA)

(*Scrophularia nodosa*)

Parte usada: planta y raíz

La escrofularia aporta sustancias similares a las hormonas, las que calman los órganos digestivos y finalmente limpian los riñones. Actúa en todo el cuerpo. Se usa en cataplasma para úlceras, hemorroides, glándula escrofulosa en el cuello, lastimaduras, heridas y dolor de muelas. En Gales se usa para tratar desórdenes circulatorios y reduce las venas varicosas. Se dice que controla la hipertensión, es diurético y un buen analgésico. Es esencialmente un medicamento para la piel usado para eczema, sarna, tumores y sarpullido.

ansiedad	cortaduras
desvelo	digestivos (órganos)
eczema	enfermedades de la piel
fiebres	hemorroides
impétigo	inquietud
insomnio	lombrices
menstrual, aumenta el flujo	pesadillas
pie de atleta	quemaduras
riñones	tumores en la piel

FLAXSEED (LINAZA)

(*Linum usitatissimum*)

Parte usada: semillas

La linaza es un laxante natural. Es suavizante y provee fibra gelatinosa. Cura y nutre el cuerpo y es un calmante de la garganta, el estómago y las paredes intestinales. Se usa para bebés débiles, enriqueciendo la sangre y fortaleciendo los nervios. Se usa como cataplasma o compresa con medicación herbácea, aplicándose tan caliente como se pueda aguantar. La linaza contiene calcio y potasio.

bronquitis
cálculos biliares
corazón, fortalecimiento
estreñimiento
gripe

hígado, dolor
ictericia
inflamaciones
lombrices
neumonía
pleuresía
pulmones, problemas
pulmonía
resfríos
reumatismo muscular

GARLIC (AJO)

(*Allium sativum*)

Parte usada: bulbo

El ajo es un antibiótico natural. Estimula la actividad y el crecimiento de las células. Tiene un efecto rejuvenecedor en todas la funciones del cuerpo, edifica la salud, previene contra la enfermedad y disuelve el colesterol de la sangre. El ajo estimula el sistema linfático al eliminar la materia de desecho. El ajo abre los vasos sanguíneos, reduce la hipertensión y es un antibiótico efectivo contra bacterias resistentes a otros antibióticos. Se le llama "penicilina rusa". El ajo no destruye la flora normal del cuerpo.

Esta hierba contiene vitaminas A y C. Además contiene selenio, el cual actúa en forma similar que la vitamina E en la actividad biológica. Contiene azufre, calcio, magnesio, cobre y mucha vitamina B1. Contiene hierro y es rico en potasio y zinc.

alergia	anemia
artritis	asma
cáncer, mejora inmunidad	cardíacas, enfermedades
congestión, resfríos	diabetes

digestivos, desórdenes
enfisema
fiebres
hipertensión
infecciones del oído
inflamaciones
lombrices intestinales
micosis, infección
muelas, dolor de
piel, problemas de la
problemas de corazón
resfríos

enfermedades infecciosas
envenenamiento (metales tóxicos)
germicida
hipoglucemia
infecciones
insomnio
memoria
mucosidad
parásitos
presión sanguínea alta
regulador glandular
verrugas

GENTIAN (GENCIANA)

Parte usada: raíz

La genciana es superior a otras hierbas porque no causa estreñimiento. Estimula la circulación, fortalece todo el cuerpo y es uno de los mejores tónicos entre las hierbas. Es rica en azúcar natural y es útil para fortalecer el páncreas y el bazo. Se usa para el tono muscular débil de los órganos digestivos, estimula el apetito y ayuda a los pacientes convalecientes o débiles.

Es rica en hierro, contiene complejo B, especialmente inositol y niacina. Contiene vitamina F, manganeso, silicio, azufre, estaño, plomo y zinc.

acidez estomacal
anemia
articulaciones, inflamación
bilis, hepática
cólicos
diarrea
escrófula

amenorrea
apetito, estimulante
bazo, desórdenes
calambres
debilidad
envenenamiento, contra
estreñimiento

femenina, debilidad
gota
histeria
infección urinaria
mordeduras (de perro)
náusea
sangre, fortalece

fiebres
heridas infectadas
ictericia
lombrices
moretones
problemas estomacales
torceduras

GINGER (JENGIBRE)

Parte usada: raíz

Es una hierba excelente para el sistema respiratorio. Es buena para contrarrestar los resfríos y gripe. Alivia la congestión, dolores de cabeza y el dolor de garganta. Es excelente para malestares estomacales e indigestión. Es muy efectivo como agente limpiador de los intestinos, los riñones y la piel. El jengibre es una hierba excelente para combinarse con otras hierbas, pues aumenta así su efectividad. Puede agregarse a los guisados con carne para ayudar a los intestinos a desintoxicar la carne. El jengibre y chile rojo trabajan juntos para congestiones bronquiales y la nariz congestionada. Contiene proteína, vitamina A, C y complejo B. Además contiene calcio, fósforo, hierro, sodio, potasio y magnesio.

anginas
circulación
colitis
diarrea
dolores de cabeza
estómago, asienta
fomenta la transpiración
gripe
indigestión
mareos de embarazo

bronquitis
cólico
corazón, pálpitos
dolor de garganta
enfermedades infantiles
fiebres
gases, con dolores
hidropesía
intestinal, espasmos
menstruación, fomenta

muelas, dolor de
nerviosismo
pulmonares, problemas
tónico
tos crónica

náusea
obstrucción femenina
resfríos
tos
tosferina

GINKGO

(*Ginkgo biloba*)

Estudios europeos muestran que el gingko mejora la irrigación sanguínea, mejorando la memoria, previniendo y tratando los casos de hemiplejia y la formación de coágulos. Los científicos franceses manifestaron resultados positivos al usar el gingko en casos de coágulos sanguíneos, flujo arterial, ataques de asma y también en casos de rechazo en los trasplantes de órganos.

Esta hierba ayuda a las arterias de las piernas y reduce el dolor, los calambres y la debilidad. Aumenta la circulación en la retina previniendo la degeneración muscular. Los problemas de audición también mejoran con el gingko, ya que la irrigación al nervio auditivo también mejora. Ayuda en los casos de tinitus auditiva.

El gingko es una bendición para las personas mayores. Mejora el transporte del oxígeno y el flujo de alimentos al cerebro y extremidades, da claridad mental e inhibe los radicales libres, evitando que destruyan las células. Apoya en la alimentación general de todo el organismo. Es un vaso dilatador, mejorando la irrigación de todos los tejidos. Ayuda a eliminar material de desecho e inhibe la formación de coágulos sanguíneos, previene que las plaquetas se aglutinen, por que de lo contrario pueden ocasionar problemas cardíacos, apoplejía y problemas arteriales.

El gingko es una hierba adaptógena, lo cual significa que ayuda al organismo a enfrentar situaciones de estrés.

alergias   apoplejía

artritis

ataques de ansiedad

claridad mental

depresión

enfermedad de Alzheimer

estado de alerta

mareos

pérdida de la memoria

problemas de circulación

problemas de pulmones

namiento

tos

vértigo

asma

cáncer

degeneración muscular

dolor de cabeza

enfermedad de Raynaud

impotencia vascular

mejora la lucidez mental

problemas de equilibrio

problemas cardíacos

síndrome de shock por envene-

venas varicosas

GINSENG (GINSÉN)

(*Panax quinquefolium*)

Parte usada: raíz

En el oriente, el ginsén es llamado el rey de las hierbas. Estimula la energía de todo el cuerpo, alivia la tensión, fatiga corporal, debilidad y fatiga mental. Estimula y mejora las células del cerebro. Tiene un efecto beneficioso en el corazón y la circulación. Se usa para normalizar la presión de la sangre, reducir el colesterol y prevenir la arterioesclerosis. Se usa como un tónico preventivo en China. Se dice que retarda el proceso de envejecimiento. Se considera el sanador entre todas las hierbas. Actúa como antídoto para varios tipos de drogas y tóxicos y se dice que protege el cuerpo contra la radiación. Además se dice que mejora la función del oído, la habilidad para trabajar, la vista y ayuda a resistir la irritabilidad, proporcionando equilibrio y tranquilidad. El ginsén contiene vitaminas A y E, tiamina riboflavina, B12, niacina, calcio, hierro, fósforo, sodio, silicio, potasio, manganeso, magnesio, azufre y estaño.

anemia
aumenta resistencia
digestivos, problemas
estimulante sexual
fatiga, elimina
hemorragia de postparto
hemorragias internas
irritabilidad, reduce
manchas de la vejez
menstruación
nerviosismo
problemas del hígado
radiación, protege contra
tensión
vigor físico
vómito

apetito, mejora
depresión
drogas, antídoto
euforia, induce
fiebres
hemorragias
inflamación
longevidad
menopausia
náusea
presión sanguínea
pulmones, problemas
sangre, enfermedades de
úlcera
vigor mental

GLUCOMANAN

(*Amorphophalus konjak*)

Parte usada: raíz

El glucomanan es una hierba con gran valor como fibra, la cual es indispensable para limpiar los intestinos. El glucomanan proviene de la raíz del konjak, la cual forma parte de la familia del camote, siendo una fibra 100 por ciento natural sin calorías.

Ayuda a reducir el colesterol, mantiene la regularidad y promueve la salud de los intestinos. Ayuda a normalizar el nivel de azúcar en la sangre, reducir el estrés en el páncreas y evita las anormalidades de azúcar en la sangre, tales como la hipoglucemia.

El glucomanan absorbe las sustancias tóxicas producidas durante la digestión y eliminación. Elimina las sustancias tóxicas producidas durante la digestión y eliminación. Absorbe las sustancias tóxicas y las elimina antes de que puedan ser absorbidas por el cuerpo.

Junto con la lecitina, el glucomanan reduce el nivel del colesterol en la sangre. la lecitina ayuda a regular el metabolismo y previene que las grasas y el colesterol se adhieran a las paredes de las arterias y venas.

Ayudan a controlar el peso, y previenen los problemas crónicos. Contiene vitamina A, C, niacina, B1 y B2. También contiene potasio, sodio, hierro, zinc, selenio, manganeso y sílice.

GOLDENSEAL (SELLO DE ORO)

(*Hydrastis canadensis*)

Parte usada: tallo y raíz

Ha sido recomendado para apoyar al sistema endocrino y para promover la armonía de las hormonas, vigorizando. La acción de esta hierba se dirige directamente a la sangre, ayudando a regular las funciones del hígado. Es un antibiótico natural y detiene la infección y anula el veneno en el cuerpo. No lo deben tomar las mujeres embarazadas. Se puede usar en muchas enfermedades que no se mencionan aquí. Alivia las inflamaciones en el área nasal, bronquios, garganta, intestinos, estómago y vejiga. Tiene la habilidad de curar las membranas mucosas en cualquier parte del cuerpo. Es una de las mejores hierbas medicinales generales. Cuando se toma con otras hierbas aumenta sus propiedades tónicas para cualquier dolencia que está siendo tratada. Si se tiene escasez de azúcar (azúcar baja), úsese mirra en vez de sello de oro.

Esta planta contiene vitaminas A y C. Además contiene complejo B, E, F, calcio, cobre, potasio, mucho fósforo, manganeso, hierro, zinc y sodio.

amigdalitis	anginas
antibiótico	antiséptico
cáncer	catarro
colon, inflamación	derrames internos
dolores de la boca	eczema
estreñimiento crónico	gastritis
genitales, desórdenes	gonorrea
hemorragia interna	herpes, genital
hígado, problemas	infección
inflamación	insectos, repelente
menstruación excesiva	náuseas de embarazo
ojos, infección	piel, problemas
rinitis	tiña
úlceras cutáneas	úlceras
uretritis	vaginitis
venéreas, enfermedades	

GOTU KOLA

(*Hydrocotyle asiática*)

Parte usada: la hierba

La gotukola es buena cuando se usa después de una crisis nerviosa. Tiene la capacidad de reconstruir las reservas de energía, por lo que se le llama "comida del cerebro". Mejora el poder mental y físico. Combate la tensión y mejora los reflejos. Tiene un efecto revitalizante en las células del cerebro. Se dice que ayuda a prevenir crisis nerviosas. Mejora la presión alta, fatiga mental, locura y ayuda al cuerpo a defenderse por si solo en contra de toxinas. Contiene vitaminas A, G, K y es alta en magnesio. Probablemente tiene vitamina E y algo de B y minerales, pero hasta ahora no han habido más estudios sobre la gotukola realizados en los Estados Unidos.

corazón, fortalece
depresión
fatiga
física, fatiga
infecciones
lepra
memoria
presión sanguínea alta
reumatismo
tiroides, estimulante
toxinas, defensa

crisis nerviosa
escrófula
fiebres
heridas
intestinos, problemas
longevidad, promueve
menopausia
purificador de sangre
senilidad
tónico
vitalidad

GUM WEED (MUICLE)

(*Grindelia squarrosa*)

Parte usada: flores y hojas

Actúa como antídoto de urticaria o dermatitis. Se usa para cualquier enfermedad de la piel. Se ha usado en espasmos de asma y tosferina, para irritaciones bronquiales y congestión nasal. No debe de usarse cuando el corazón es débil. Es rico en selenio. Contiene plomo, arsénico, estaño, cadmio y zinc.

ampollas, uso externo
bronquitis
eczema
enfisema
impétigo
piel, alergias
soriasis
tosferina
útero (infección)

asma
dermatitis
enfermedades en la piel
gripe
infecciones de la vejiga
quemaduras, uso externo
tiña
urticaria

HAWTHORN (ESPINO MARZOLETO)

(*Crategnus oxyacontha*)

Parte usada: bayas

Es muy efectivo para aliviar el insomnio. Una cataplasma de hojas machacadas se ha venido usando en Inglaterra por siglos para el tratamiento de espinas incrustadas, astillas y uñeros. El fruto es usado para los nervios y evita abortos. Se ha usado por cientos de años para tratamientos de enfermedades del corazón. El uso regular da fuerza a los músculos del corazón. Ha sido usado para prevenir arterioesclerosis y para aliviar problemas como la praida, debilidad del corazón, defecto en las válvulas del corazón, engrandecimiento del corazón, angina pectoris y dificultades para respirar debido a la acción inefectiva del corazón y a la falta de oxígeno en la sangre.

Algunos herbalistas recomiendan el espino blanco antes de que los síntomas de la enfermedad se presenten.

Esta hierba es rica en vitamina C y complejo B. Contiene sodio, silicio, fósforo y algo de hierro, zinc, azufre, níquel, estaño, aluminio y berilo.

aborto	angina
antiséptico	arterias, endurecimiento
arterioesclerosis, previene	artritis
cardíacos, síntomas	corazón
corazón agrandado	corazón, problemas
fiebre reumática	garganta, dolor
hidropesía	hipoglucemia
insomnio	palpitaciones, corazón
regula la presión sanguínea	riñones, problemas

HOPS (LÚPULO)

(*Humulus lupulus*)

Parte usada: flores

Es famoso por sus renombrados poderes sedativos. Se conoce como uno de los mejores calmantes. Es fuerte, pero inofensiva. Culpepper dice: "abre obstrucciones del hígado y bazo, relaja el vientre, limpia la sangre, limpia las venas de arenilla y provoca la orina". Tiene propiedades tónicas para el apetito y sedativas, para vencer el insomnio. Actúa como estimulante de las glándulas y músculos del estómago y a la vez calma la irritación de los nervios gástricos. Tiene una influencia relajante del hígado y la vesícula, además de laxante. Alivia la tensión nerviosa y promueve un sueño tranquilo. Es rica en complejo B. Contiene magnesio, zinc, cobre, yodo, manganeso, hierro, plomo, flúor, cloro y sodio.

apetito, estimulante
cálculos renales
cálculos
comezones
digestión
dolor
femeninos, problemas
hematomas
hiperactividad
ictericia
lívido excesiva
mareos
neuralgia
piedras en los riñones
retención de agua

bronquitis
cálculos biliares
cólicos abdominales
delirios
dolor de muelas
dolores de cabeza
fiebres altas
hepatitis
histeria
insomnio
lombrices
nerviosidad
oídos, dolor
piel, irritaciones
riñones piedras

sangre, limpia   tosferina
venéreas, enfermedades

HOREHOUND (MARRUBIO)

(*Marrubium vulgare*)

Parte usada: la hierba

Es excelente para la tos de los niños, garrotillo y resfríos. Tiene propiedades expectorantes para aflojar la flema del pecho. Alivia las cuerdas bucales en congestiones y ronquera. Promueve la curación de heridas y estimula la secreción de la bilis. Una infusión caliente alivia problemas hiperhémicos y congestión de pulmones, promoviendo el flujo de la sangre. Actúa como un tónico de los órganos respiratorios y el estómago. En dosis grandes actúa como laxante. Algunos herbalistas lo han recomendado para menstruación atrazada, erupciones, eczema y herpes, aplicando exteriormente la hierba seca. Contiene vitaminas A, E, C y F. Contiene complejo B, hierro, potasio y azufre.

asma   bronquitis
dolor de oídos, uso externo   eczema, uso externo
estómago, tónico   fiebres
flema   garrotillo
glándulas, estimula   gripe
heridas   herpes, uso externo
histeria   ictericia
infecciones, enfermedades   inflamación
laxante suave   lombrices, elimina
menstruación, favorece   pulmones
resfríos   respiratorios, órganos
ronquera   sudor, promueve
tifoidea   tónico

tos   tosferina
zoster, uso externo

HORSERADISH (RÁBANO PICANTE)

(*Cochelearia armoracia*)

Parte usada: raíz

Tiene acción antibiótica, recomendada para infecciones respiratorias y urinarias. Es un estimulante fuerte para el organismo; se ha usado en forma interna para despejar las fosas nasales y librar de infecciones al organismo. Ha sido usado como un estimulante para la digestión, metabolismo y funciones de los riñones.

Es rico en vitaminas C, B1, azufre, potasio, vitamina A, P, complejo B, tiene calcio, fósforo, hierro y sodio.

apetito, estimulante	artritis, uso externo
asma	bronquitis
circulación	congestión
gota	heridas infectadas
hidropesía	ictericia
inflamación	lombrices, arrojar
membrana mucosa	neuralgia, uso externo
parálisis	piel
retención de agua	reumatismo
riñones	sinusitis
tos	tumores, uso interno

HORSETAIL (EQUISETO, COLA DE CABALLO)

(*Equisetum arvense*)

Parte usada: la hierba

La cola de caballo se usa para aliviar las vías urinarias, especialmente infecciones. Auxilia en la coagulación y ayuda a reducir hemorragias. Su ingrediente más importante es el ácido salicílico, que ayuda a la circulación. Se ha demostrado que los huesos fracturados sanan más rápido cuando se toma cola de caballo. Cocida, se aplica externamente para cortar las hemorragias. También se usa como enjuague bucal para infecciones. Los baños de hierbas aceleran el metabolismo a través de la piel y alivian problemas de circulación, hinchazones por huesos rotos y sabañones. Alivia el dolor de enfermedades reumáticas y gota. Es rico en silicio y selenio. Contiene vitamina E, ácido pantoténico, PABA, cobre, manganeso, sodio, cobalto, hierro y yodo.

circulación, problemas	desórdenes glandulares
fiebres	hemorragia nasal
hemorragias	hemorragias nasales
hidropesía	hígado hiperactivo
menstruación excesiva	nervios, tensión
orina, retención	problemas de la vejiga
riñones, problemas de	sarpullido
tensión nerviosa	tuberculosis pulmonar
uñas quebradizas	urinarias (úlceras)
vesícula, problemas	

HO SHOU WU (POLIGÓNEO)

(*Polygonum multiflorum*)

Parte usada: la raíz

El ho-shou-wu tiene un efecto tonificante en el hígado y riñones y ayuda al sistema nervioso. Puede ser útil como tónico para las glándulas. Mejora la salud y da resistencia contra las enfermedades.

Pertenece a la familia de la bistorta y el trigo sarraceno, sus equivalentes más conocidos en América.

En China se usa como el sello de oro en Estados Unidos o la manzanilla en Alemania. Sus propiedades son comparadas al ginsén. Ha sido útil para las canas prematuras, dolor de espalda, achaques y dolores en las articulaciones de las rodillas, neurastenia y hematomas.

almorranas	anemia
bazo, debilidad	canas prematuras
cáncer	debilidad hepática
diabetes	diarrea
dolores de espalda	escrófula
estreñimiento	fertilidad
fiebres	fortalece la sangre
hipoglucemia	huesos
insomnio	moretones
músculos	nervios
problemas menstruales	riñones
rodilla, dolor, ligamentos	tumores
vértigo	

HYDRANGEA (HORTENSIA)

(*Hydragea arborescens*)

Parte usada: hojas y raíz

Es una hierba de renombre. Contiene principios curativos no superados. Contiene alcaloides que actúan como la cortisona y tiene el mismo poder limpiador que el chaparral. Es usada para evitar la formación de cálculos. Ayuda a eliminar el dolor, cuando dichos depósitos pasan de los riñones a la vejiga. Contiene calcio, potasio, sodio, azufre, fósforo, hierro y magnesio.

arterioesclerosis

artritis

cálculos biliares

cálculos renales

cálculos en la vesícula

cálculos

dolores de espalda

dolores

gonorrea

gota

infección de la vejiga

irritación renal

orina, problemas

problemas urinarios

reumatismo

riñones, problemas

HYSSOP (HISOPO)

(*Hydraqea arborescens*)

Parte usada: hojas

Se usa para dolores pulmonares. Es bueno para la fiebre porque produce sudor. El moho que produce penicilina crece en las hojas del hisopo, por lo que ayuda al proceso de curación, Contiene aceites esenciales hormonales que protegen contra enfermedades infecciosas. Con otras hierbas da mejores resultados. Las hojas pueden ser aplicadas en heridas para ayudar a curar infecciones. Alivia la mala digestión, problemas de pecho y pulmón, tos, e infecciones de la nariz y garganta. Es usado en congestión intestinal por exceso de mucosidad.

asma

bazo, problemas

bazo

bronquitis

catarro crónico

congestión

cortaduras, uso externo

dolor de oído

epilepsia

fiebres

flemas secas

garganta, dolor

gripe crónica

hidropesía

hígado, problemas

ictericia

intestinos, mucosidad

lombrices

moretones, uso externo
pulmonares, problemas
resfrío
reumatismo muscular
ronquera

parásitos, uso externo
regula la presión sanguínea
respiración dificultosa
riñones, problemas
tónico

ICELAND MOSS (MUSGO DE ISLANDIA)

(*Cetraria islandica*)

Parte usada: la hierba

El musgo de islandia es popular para curar dolencias del pecho. Se usa para nutrir a niños débiles, inválidos o para ancianos. Esta hierba no es un musgo, sino un liquen. Se cree que cura la tuberculosis. Tiene las mismas propiedades del musgo irlandés. El contenido de vitaminas y minerales es probablemente igual. Es rico en yodo, calcio, potasio y fósforo.

anemia
bronquitis
congestión
diarrea
disentería
fiebres
gastritis
gripe
inflamación
lactancia
problemas digestivos
pulmones, problemas de
ronquera
tos
tuberculosis

IRISH MOSS (MUSGO DE IRLANDA)

(*Chondrus cripspus*)

Parte usada: toda la planta

El musgo Irlandés es una hierba muy útil para la recuperación de enfermedades porque es rico en nutrientes. Es rico en mucílago el cual alivia los tejidos inflamados y pulmones y problemas de riñones. Se usa externamente para suavizar la piel y evitar arrugas. Purifica y fortalece la estructura celular y los fluidos vitales. El yodo contenido contribuye al sistema endocrino. Tiene efectos benéficos en todas las funciones del cuerpo y su uso ayuda a las membranas mucosas.

Contiene vitaminas A, D, E, F y K, yodo, calcio y sodio. Contiene fósforo, potasio y azufre. Contiene 15 elementos de los 18 que componen el cuerpo humano.

articulaciones hinchadas
bocio
bronquitis
cáncer
glándulas
halitosis (mal aliento)
intestinos, problemas
problemas de la vejiga
pulmones, problemas
tiroides
tuberculosis
tumores
úlceras pépticas
venas varicosas

JOJOBA

(*Simmondsia cinensis*)

Parte usada: aceite

El aceite de jojoba viene de la semilla; los indios la usaban para el crecimiento del pelo y aliviar los problemas de la piel. La usaban desde antes que Colón descubriera América. Los científicos han encontrado que depósitos de sebo tienden a rodear el folículo del pelo, solidificándose y causando caspa, pérdida de pelo y problemas en el cuero cabelludo. El aceite de jojoba elimina el sebo acumulado y hace que el cuero cabelludo sea menos ácido.
Contiene complejo B, vitamina E, silicio, cromo y es muy rico en yodo. Tiene cobre y zinc.

acné común	arrugas
boca, dolor	cabello, pérdida
caspa	cortaduras
cuero cabelludo reseco	eczema
excoriación o llaga	espinillas
pie de atleta	piel partida
raspaduras	resequedad de la piel
soriasis	verrugas

JUNIPER (ENEBRO)

Parte usada: bayas

El enebro se usa cuando se retiene ácido úrico. Es excelente para prevenir enfermedades. En Europa se creía que el olor del Enebro protegía de la plaga. Contiene insulina natural, tiene la habilidad de restaurar el páncreas donde no ha habido daño permanente y es excelente para infecciones.

Enebro contiene abundante vitamina C. Contiene azufre, cobre, alto contenido de cobalto, estaño y aluminio.

ácido úrico (acumulado)
convulsiones
diabetes
fiebres
gonorrea
hidropesía
inflamaciones
lombrices
menstruación, regula
orina, problemas
picaduras de insectos
resfríos
riñones, infecciones
tos
vejiga, problemas

cólicos
derrames
encías sangrantes
gases
hemorragias
infecciones
leucorrea
llagas
mordeduras de víbora
páncreas
raspaduras
retención de agua
tifoidea
tuberculosis

KELP (ALGA MARINA)

(*Fucus versiculous*)

Parte usada: toda la planta

Ayuda a la salud glandular. Controla la tiroides y regula el metabolismo, ayudando a digerir los alimentos. El alga marina tiene la reputación de acelerar el uso del exceso de calorías y mejorar la nutrición por su efecto estimulante del metabolismo. Contiene todos los minerales esenciales para la salud. También contiene pequeñas cantidades de lecitina. Tiene efectos benéficos para muchas enfermedades. Ha sido llamada el sustento del sistema nervioso y el cerebro. Es esencial durante el embarazo.

Contiene cerca de 30 minerales. Es rica en yodo, calcio, azufre y silicio. Contiene fósforo, hierro, sodio, potasio, magnesio, cloro, cobre, zinc y manganeso. También contiene pequeñas cantidades de bario, boro, cromo, lecitina, níquel, vanadio, plata, aluminio, estroncio, bismuto, cloro, cobalto, titanio, galio, estaño y circonio. Contiene complejo B, vitaminas A, C, E y G. vitamina S contra la esterilidad y vitamina K contra las hemorragias.

arrugas	arterias, limpia
asma	bocio
colitis	complexión
diabetes	dolor de cabeza
eczema	estreñimiento
gases	glándulas suprarrenales
mala digestión	náuseas de embarazo
nervios, enfermedad de	neuritis
obesidad	páncreas
piel	pitituaria
poca vitalidad	presión sanguínea alta
próstata (firmeza)	retención de agua
riñones	tiroides, glándula
uñas	útero débil
vesícula	

LADY'S SLIPPER (GRECOLINA)

(*Cypripedium pubescens*)

Parte usada: raíz

Tonifica el sistema nervioso exhausto. Tiene un efecto calmante en el cuerpo y mente. Es el calmante más inofensivo conocido. Se puede usar para niños débiles y nerviosos, especialmente para síntomas de tensión muscular. Su acción es lenta pero afecta todo el

sistema nervioso. Es excelente para aliviar el dolor. Actúa primor-
dialmente en la médula, ayudando a regular la respiración, el
sudor, la saliva y funciones de corazón. Contiene las vitaminas del
complejo B.

cólicos
convulsiones
desvelo
dolor
dolores abdominales
dolores de parto
epilepsia
espasmos musculares
fibrosis quística
histeria
inquietud
insomnio
nerviosismo
neuralgia
temblores
tifoidea

LEMON GRASS (HIERBA LUISA)

(*Cumbopogon citratus*)

Parte usada: hojas

Tiene un efecto suave lo cual la hace un remedio excelente para
personas en tensión y para mujeres que sufren calambres, dolores
de cabeza y mareos. Ha sido altamente recomendada para fiebres,
tiene acción astringente en los tejidos del cuerpo. Se usa en enfermedades de bebes y niños. Ha sido usado como té para resfríos,
fiebres y gripes.

Es muy rica en vitaminas A y C.

bazo	cólicos
digestión	dolores de cabeza
fiebres	forúnculos (cataplasma caliente)
gases	gripe
hígado	menstruación detenida
náuseas	nerviosismo
picaduras de insectos	presión sanguínea alta
resfríos	riñones
vejiga	vómito

LICORICE (REGALIZ)

(*Glycyrrhiza glabra*)

Parte usada: raíz

Produce la hormona estrógeno. Es una hierba muy importante para los problemas femeninos. Estimula las glándulas suprarrenales. Contiene glucósidos, los cuales purgan el exceso de líquidos de los pulmones y garganta. Alivia la tos y dolor de pecho. Ayuda a recobrarse de enfermedades, proporcionando energías. Es laxante, ayuda en la inflamación de la vía intestinal y mejora las condiciones de las úlceras. Tiene una acción estimulante y ayuda a contrarrestar la tensión.

Contiene vitamina E, fósforo, complejo B, biotina, niacina y ácido pantoténico. Contiene lecitina, manganeso, yodo, cromo y zinc.

Addison, enfermedad de	agotamiento suprarrenal
arterioesclerosis	artritis
circulación	congestión bronquial
corazón, fortalece	Cushing, enfermedad de

energía
estreñimiento
fiebres
garganta (dolor)
hidropesía
hipoglucemia
manchas de la vejez
resaca de drogas
resistencia
sangre, depurador
tos

enfisema
femeninos, problemas
flemas, eliminar
gripe
hígado
impotencia
pulmones, problemas
resfríos
ronquera
tonificante
úlceras

LOBELIA

(*Lobelia inflata*)

Parte usada: la planta

La lobelia elimina obstrucciones en general. Es el relajante más potente del reino vegetal y su uso moderno demuestra que no tiene efectos dañinos. El Dr. Thompson dijo que no hay otra hierba más poderosa para curar enfermedades y mejorar la salud. Tiene la habilidad de eliminar las congestiones internas del cuerpo, especialmente en los vasos capilares. Es una hierba especial para los espasmos bronquiales. Ha sido usada externamente en cataplasmas con olmo americano y con un poco de jabón para atraer abcesos o forúnculos afuera de la piel.

Contiene azufre, hierro, cobalto, selenio, sodio, cobre y plomo.

abortos
alergias
amigdalitis
artritis (tintura)
bronquitis

agotamiento
alimentos envenenados
anginas
asma
circulación

cólicos

convulsiones

dientes

dolor de cabeza

dolor de oídos (tintura)

eczema

epilepsia

estreñimiento

fiebres

garrotillo (tintura)

heridas

infección de oídos

lombrices

neumonía

pleuresía

pulmones

resfríos

sangre (envenenamiento)

sífilis

tiña (tintura)

tosferina (tintura)

vómito (pequeñas dosis)

congestión

corazón

dolor

dolor de muelas

dolor menstrual

enfermedades infantiles

espasmos

fiebre escarlatina

garganta, dolor

hepatitis

hidrofobia

inflamación

nervios

parálisis

problemas femeninos

rabia

reumatismo

shock

tétano

tos

urticaria

zumaque (dermatitis)

MANDRAKE (MANDRÁGORA)

(*Podophyllum peltatum*)

Parte usada: raíz

La mandrágora es un fuerte estimulante glandular. Se usa para tratar enfermedades crónicas del hígado, problemas de la piel, derrame de la bilis, digestión y la eliminación de obstrucciones. Se combina con otras hierbas para regular el hígado, los intestinos, el útero y para fiebres intermitentes. Es una cura natural para el cáncer y en experimentos con animales, destruye las células cancerosas. Es muy potente y debe usarse con cuidado. No debe tomarse durante el embarazo. Se ha usado como rejuvenecedor y como una cura para mujeres estériles.

asma	cabeza, dolor
cálculos biliares	cáncer
diarrea	dolor crónico
envenenamiento con plomo	escrófula
estreñimiento	fiebre del heno
fiebres	hidropesía
hígado, problemas	ictericia
indigestión	intestinos
lombrices	nerviosismo
piel (problemas)	reumatismo
sífilis	tifoidea
tosferina	verrugas
vómito	

MARIGOLD (CALÉNDULA)

(*Calendula officinalis*)

Parte usada: la hierba

La caléndula es una hierba muy útil que debe tenerse a mano para primeros auxilios. Ha sido usada en los oídos para aliviar el dolor o como un té para dolencias agudas y fiebres. Es útil para derrames de hemorroides, es efectiva como tintura cuando se aplica en hematomas, torceduras, espasmos musculares y úlceras. Se usa para despejar la congestión por exceso de mucosidad de la nariz. Algunos herbalistas opinan que es excelente para el corazón y la circulación. Sus efectos son excelentes en cicatrices viejas que no han sanado bien. Es rica en fósforo y contiene vitaminas A y C.

amenorrea
bronquitis
cáncer
colitis
diarrea
enfermedades cutáneas
hemorroides
heridas
lombrices, eliminar
oídos, infección
sangre, depurador
venas varicosas

anemia
calambres
cólicos
cortaduras, uso externo
dolor de muelas
fiebres
hepatitis
ictericia
moretones, uso externo
ojos, infección
úlceras

MARJORAM (MEJORANA, ORÉGANO)

(*Origanum vulgare*)

Parte usada: la hierba

La mejorana es un tónico estimulante y con propiedades carminativas. Es útil para el asma, tos y varias aflicciones espasmódicas. Una costumbre es poner infusiones calientes de mejorana en los primeros accesos del sarampión. Esta produce una transpiración suave y hace brotar la erupción. Ayuda a fortalecer el estómago y los intestinos y se usa como un antídoto para envenenamiento narcótico, convulsiones e hidropesía. Contiene vitaminas A y C, niacina, tiamina, riboflavina y vitamina B12. Contiene calcio, potasio, magnesio, fósforo, hierro, sodio, zinc y silicio.

asma
convulsiones
dolor de muelas (aceite)
dolores abdominales
envenenamiento narcótico

cólico
diarrea
dolor menstrual
dolores de cabeza por nervios
envenenamiento con plomo

fiebres
gastritis
indigestión
mojar la cama
neuralgia
respiratorios, problemas
sarampión (regula)
tos convulsiva
tuberculosis

gas
hidropesía
mareos de mar
náuseas
pesadillas
retención de agua
tos violenta
tosferina

MARSHMALLOW (MALVAVISCO)

(*Althaea officinalis*)

Parte usada: Raíz

El malvavisco contiene mucílago que ayuda como expectorante en la flemas difíciles y ayuda a relajar los tubos bronquiales mientras que los calma y los cura. Alivia dolencias de los pulmones. Es especialmente bueno para el asma y ayuda a despejar los pulmones. Alivia la inflamación y previene la gangrena y otras infecciones. Tiene poderes desinflamantes para las coyunturas y el conducto gastrointestinal. Además cura las irritaciones asociadas con la diarrea y la disentería. Usada externamente en cataplasma con pimiento, alivia envenenamientos de sangre, gangrena, quemaduras, hematomas y heridas.

Contiene 286,000 unidades de vitamina A por libra. Rico en calcio. Extremadamente rico en zinc. Contiene hierro, sodio, yodo, complejo B y ácido pantoténico.

asma
diabetes
disentería
dolor de ojos

bronquitis
diarrea
dolor de garganta
enfisema

estreñimiento
glándulas
hígado (problemas)
inflamación
lactancia
piel
pulmón congestionado
resfríos
sangre en la orina
tos seca

forúnculos
heridas infectadas
infecciones urinarias
intestinos
membranas mucosas
problemas estomacales
quemaduras (por ácido o fuego)
riñones
senos (problemas)
tosferina

MILK THISTLE (CARDO)

(*Silybum marianum*)

Parte usada: semillas

El cardo se ha usado por muchos siglos; era usado por los romanos para restaurar el funcionamiento del hígado. En Europa se usa actualmente para restablecer y proteger el hígado. En Alemania se usa para tratar los problemas del hígado, incluyendo el envenenamiento ocasionado por ingerir cierto tipo de hongos no comestibles; altamente venenosos y fatales, ya que destruyen las células del hígado El cardo bloque el daño y regenera las células del hígado.

El cardo es un antioxidante protector contra los radicales libres. Tiene una acción general en todo el organismo por causa de la función del hígado en proteger el sistema inmunológico. La hierba juega un papel primordial protegiendo, restaurando y rejuveneciendo el hígado. Previene la obstrucción arterial y el endurecimiento de las arterias. Su acción protege el hígado y evita las enfermedades.

El cardo es rico en bioflavonoides que actúan en el cuerpo para aumentar la fortaleza de las membranas y reducir su permeabilidad. Estimula la síntesis de las proteínas a la vez que acelera el proceso de regeneración de los tejidos hepáticos dañados.

acidez estomacal
alcoholismo
cirrosis
depósitos de grasa
depresión
enfermedades de la piel
envenenamiento
estimula el apetito
forúnculos
gas
hepatitis
hígado dañado
indigestión
quimoterapia (protege contra la...)
rayos X, radiación

MISTLETOE (MUÉRDAGO)

(*Phoradendron flavescens*)

Parte usada: la hierba

Actúa en el sistema circulatorio. Baja la presión sanguínea. Puede estrechar los vasos sanguíneos y estimular el latido del corazón. Hipócrates dijo que era un excelente remedio para el bazo. Puede ser benéfica en casos de epilepsia. El muérdago es uno de los tranquilizantes naturales que no forman hábito. Es benéfico para la migraña. Útil en cualquier condición de debilidad y enfermedades del sistema nervioso; tranquiliza, calma los nervios y reduce la actividad cerebral.

El muérdago contiene vitamina B12, calcio, sodio magnesio, potasio, hierro, cobalto yodo, cobre y cadmio.

arterioesclerosis
asma
cálculos en la vejiga
cólera
corazón (problemas)
depurador sanguíneo
epilepsia
hipertensión
histeria
menstruación
mojar la cama
neuralgia
reumatismo
tónico
vesícula

artritis
bazo
circulación (estimula)
convulsiones
delirios
disturbios mentales
hemorragias internas
hipoglucemia
jaquecas
migraña
nerviosismo
presión alta
San Vito
tumores

MULLEIN (GORDOLOBO)

(*Verbascum thapsus*)

Parte usada: hojas

Es una hierba que tiene propiedades narcóticas sin formar hábito o ser venenosa. Elimina el dolor y además induce sueño. Tiene un efecto calmante en las irritaciones e inflamaciones de los nervios, y es por eso que trabaja muy bien controlando la tos, calambres y espasmos. Tiene la habilidad de aflojar y despejar la mucosidad. Es valiosa para todos los problemas pulmonares porque nutre y fortalece. Las flores frescas y cortadas pueden eliminar las verrugas. El té se usa para la hidropesía, sinusitis y coyunturas inflamadas. El té caliente pude aplicarse en paperas, tumores, dolor de garganta y amigdalitis. El gordolobo es rico en hierro, magnesio, potasio y azufre. Contiene vitaminas A, D y complejo B.

asma
congestión nasal
disentería
dolor menstrual
fiebre del heno
gases
gripe
hemorragias
heridas
insomnio
lastimaduras
moretones
neumonía
pulmonares, problemas
ronquera
sinusitis
tuberculosis

bronquitis
diarrea
dolor de oídos (aceite)
femeninos, problemas
garrotillo
glándulas (limpia)
hemorragias de intestinos
hemorroides
hidropesía
intestinos, problemas
linfático, sistema
nerviosismo
pleuresía
pulmones
sarpullido
tos
venéreas, enfermedades

MUSTARD (MOSTAZA)

(*Sinapis alba*)

Parte usada: semillas

Es una hierba estimulante. Estimula el apetito y las membranas gástricas y ayuda a la digestión. Es un valioso vomitivo para el envenenamiento por narcóticos porque vacía el estómago sin causar abatimiento. Se usa externamente como cataplasma. Se usa para músculos tensos y adoloridos, para relajarlos y eliminar las toxinas que causan tensión. En la mostaza se encuentra una excelente cantidad de calcio, fósforo y potasio. Contiene vitaminas A, B1, B2, B12 y C. Además contiene azufre, cobalto, hierro y trazas de manganeso y yodo.

USO INTERNOUS O EXTERNO
Apetito, estimulaArtritis
BronquitisFiebre
EnfisemaHígado
GasesHipo
IndigestiónNeumonía
Mal alientoPies (doloridos)
PleuresíaPulmones
Sangre, depuradorRiñones
Veneno de víboraTorceduras

MYRRH (MIRRA)

(*Balsamodendron myrrha*)

Parte usada: Resina

La mirra es un poderoso antiséptico para las membranas mucosas. Es un agente valioso como limpiador y agente curativo del estómago y del colon porque reduce la inflamación acelerando el proceso de curación. El aceite tiene propiedades antisépticas y con tintura y agua es excelente para gárgaras para el dolor de garganta. Ha sido usado con sello de oro como ungüento antiséptico para curar heridas o úlceras.

Da vitalidad y fortalece al sistema digestivo. Ayuda a eliminar impurezas.

acné	asma
boca, dolor	bronquitis
colon, limpia	cortaduras
diarrea crónica	eczema
encías	estómago, limpia
fiebre escarlatina	garganta, dolor

gas
heridas
indigestión
mal aliento
pezones, dolor
pulmones, enfermedades
resfríos
sinusitis
tuberculosis

hemorroides
herpes
inflamación crónica
menstruación, problemas
piel, dolor
raspaduras
sarpullidos de postrados
tos
úlceras

NETTLE (ORTIGA)

(*Urtica dioica*)

Parte usada: hojas

La ortiga es una de las plantas más conocidas en Europa, donde se ha usado por cientos de años. Se ha dicho que las "hincadas" de la ortiga no son nada comparado con los dolores que alivia (Lelord Kordels': Natural Folk Remedies). La Planta contiene alcaloides que neutralizan el ácido úrico y alivian el reumatismo. Es rica en hierro, el cual es vital en la circulación y útil para la presión alta. El tanino en la raíz ha sido usado como enema astringente para secar las hemorroides y para reducir el exceso del flujo menstrual.

Es rica en clorofila, usada por los ingleses para teñir sus uniformes verdes en la Segunda Guerra Mundial. Es rica en hierro, silicio y potasio. Es rica en vitamina A y C. y proteína. Contiene vitaminas E, F y P, calcio, azufre, sodio, cobre, manganeso, cromo y zinc. Contiene calcio de primera clase y vitamina D.

anemia
asma
boca, dolor
bronquitis

circulación mala
condiciones catarrales
diarrea
disentería
eczema
hemorragia nasal
hemorragias, uso externo
hemorragias, uso interno
hemorroides
hemorroides, hemorragia
inflamación
menstruación excesiva
piel, dolencias
presión sanguínea alta
reumatismo
riñones, inflamación
urticaria
vaginitis

OATSTRAW (GERMEN DE AVENA)

(*Avena sativa*)

Parte usada: tallo

Es un poderoso estimulante para fabricar materiales para el cuerpo. En homeopatía se usa una infusión hecha de flores frescas para artritis, reumatismo, parálisis, infecciones del hígado y enfermedades de la piel. Compresas calientes de avena sativa aplicadas en áreas afectadas, alivian el dolor causado por cálculos en el riñón. Tiene muchos elementos que tienen propiedades antisépticas y es un preventivo natural para enfermedades contagiosas cuando se ingiere frecuentemente. Es rico en silicio y en calcio. Contiene fósforo y vitaminas A, B1, B2, y E.

artritis	bursitis
corazón, fortalece	disentería
estreñimiento	gota
heridas	hígado
huesos quebradizos	indigestión
insomnio	mojar la cama
nervios	ojos
órganos urinarios	páncreas
parálisis	pulmones
reumatismo	riñones
vejiga	vesícula

OREGON GRAPE (MAHONIA)

(*Berberis aquifolium*)

Parte usada: rizoma y raíz

La mahonia es bien conocida para tratamientos de enfermedades de la piel debidas a las toxinas en la sangre. Estimula la acción del hígado y es una de las mejores limpiadoras de la sangre. Es un estimulante suave para las funciones de la tiroides. Ayuda en la asimilación de nutrientes con sus propiedades estimulantes y purificadoras. Es un tónico para todas las glándulas. Puede ser substituido, por sello de oro. Contiene minerales como manganeso, silicio, sodio, cobre y zinc.

acné	apetito, mejora
artritis reumatoide	bronquitis
digestión, promueve	eczema
enfermedades de la piel	escrófula
estreñimiento crónico	fortalece
garganta, infección de	hepatitis
herpes	hígado

ictericia
leucorrea
reumatismo
sangre, enfermedades
soriasis
vagina, ducha

intestinos
linfa, glandular
riñones
sífilis
útero, enfermedades

PAPAYA

(*Carica papaya*)

Partes usada: la fruta

La papaya contiene papaína, una enzima que reduce la proteína de los alimentos a un estado digerible. El jugo se usa para disolver callos, verrugas y espinillas. Las heridas abiertas y piel ulcerada se pueden tratar envolviendo hojas de papaya fresca alrededor de las mismas. Ha sido usada para curar úlceras y derrames internos. Puede usarse para limpiar y despejar el oído medio. Las semillas con miel sirven para eliminar lombrices, para hemorroides que sangran y para hinchazón del hígado y el bazo. La pasta de las semillas puede ser usada aplicándose en enfermedades de la piel, y tiña. Coagula la sangre y se puede usar para detener las hemorragias. Es una fruta que si se usa después de las comidas ayuda a la digestión.

La papaya contiene vitaminas B, D, E, G, K y C. También contiene calcio, hierro, fósforo y potasio. Es rica en sodio, magnesio y vitamina A.

alergias
colon
digestión
estreñimiento
hemorragias

coagulación sanguínea
diarrea crónica
dolencias
gas
heridas

intestinos
lombrices
picaduras de insectos
quemaduras

lastimaduras
pecas (jugo)
problemas estomacales

PARSLEY (PEREJIL)

(*Petroselinum sativum*)

Parte usada: las hojas

El perejil puede usarse como una planta preventiva. Tiene nutrientes que aumentan la resistencia a las infecciones y a las enfermedades. La raíz y las hojas son muy buenas para todas las enfermedades del hígado y bazo, para ictericia y enfermedades venéreas. El jugo fresco ayuda a la conjuntivitis y la inflamación de los párpados. Tiene un efecto tonificante para todo el sistema urinario. Se ha usado para prevenir el cáncer. No debe tomarse durante el embarazo, porque puede causar dolores o secar la leche materna después del parto.

Es rico en vitamina B y potasio. Se dice que contiene substancias que impiden que las células cancerosas se multipliquen. Es rico en hierro, clorofila y vitaminas A y C. Aumenta el contenido de hierro en la sangre. Contiene algo de sodio, cobre, tiamina y riboflavina. Contiene silicio, azufre, calcio y cobalto.

alergias
asma
cáncer
construye la sangre
fiebre del heno
gonorrea
hidropesía
ictericia

artritis
cálculos biliares
ciática
digestión, ayuda
fiebres altas
gota
hígado
infecciones de la vejiga

lumbago
menstruación, promueve
pituitaria
próstata
reumatismo
sangre, depurador
tos
venas varicosas

mal aliento
ojos
presión sanguínea baja
retención de orina
riñones, inflamación
tiroides
tumores
venéreas, enfermedades

PASSION FLOWER (PASIONARIA)

(*Passiflora incarnata*)

Parte usada: la hierba

Se usa en Italia para tratar a los niños hiperactivos, mientras que en Yucatán se usa para el insomnio, histeria y para las convulsiones en los niños. Esta hierba se debería recomendar para adicción a píldoras para dormir y tranquilizantes. Apacigua y calma el sistema nervioso. No produce depresión ni desorientación. Un Doctor opina que la Pasionaria mata las bacterias que causan irritación en los ojos. Es buena para los ojos inflamados y vista borrosa. En algunos casos sobrepasa a la eufrasia para los ojos inflamados y vista borrosa. Es una hierba muy buena para el nerviosismo, el desasosiego, agitación y agotamiento. Controla convulsiones, especialmente en niños menores.

presión alta
convulsiones
diarrea
dolor de cabeza
dolores menstruales
esfuerzo en la vista
fiebres

asma espasmódica
crisis nerviosas
disentería
dolor
epilepsia
espasmos musculares
histeria

infecciones de los ojos
mala vista
neuralgia
tensión ocular

insomnio
menopausia
ojos

PEACH (DURAZNO)

(*Prunus persica*)

Parte usada: corteza y hojas

Contiene poderes curativos. Las hojas secas y en polvo han sido usadas para curar dolencias y heridas. Las hojas y la corteza se han recomendado como substituto de la quinina. Fortalece el sistema nervioso, estimula el flujo de la orina, tiene propiedades sedativas y también se usa en bronquitis crónica y dolores de pecho por sus propiedades expectorantes.

bronquitis crónica
dolencias
hepatitis
ictericia
lombrices
náuseas del embarazo
nerviosismo
problemas estomacales
tosferina

congestión de pecho
estreñimiento
heridas
insomnio
mucosidad
náuseas
problemas uterinos
retención de agua
vejiga

PENNYROYAL (POLEO)

(*Hedeoma Pulegioides*)

Parte usada: la hierba

El poleo contiene aceites volátiles que eliminan gases. Puede tomarse como té o usarse en baño de pies unos días antes de la menstruación, para promover el flujo. Tiene un fuerte olor a menta, que usado externamente repele pulgas, mosquitos y moscas. Se ha usado para inducir abortos, pero puede causar serios daños. Puede usarse antes del parto. Contiene plomo y sodio.

bronquitis
cólico
delirio
dolor de muelas
femeninos, problemas
flema, eliminar
gota
induce el sudor
inflamaciones
jaquecas, dolor de cabeza
menstruación, promueve
mucosidad
nerviosismo
parto
resfríos
tos
úlceras
vértigo

calambres
convulsiones
dolor de oídos
dolores abdominales
fiebres
gas
gripe
infecciones pulmonares
insolación
lepra
migraña
náuseas
neumonía
pleuresía
sarampión
tuberculosis
útero
viruelas

PEPPERMINT (MENTA)

(*Mentha piperita*)

Parte usada: hojas

La menta tiene un aceite cálido que es efectivo como estimulante. El aceite trae oxígeno a la corriente sanguínea. Limpia y fortalece todo el cuerpo. Actúa como un sedante estomacal fortaleciendo los intestinos. Es útil en problemas intestinales, convulsiones y espasmos en los niños. Trabaja en las glándulas salivales como ayuda a la digestión. Es una planta que vale la pena tener en casa. Calma el sistema nervioso y le da fuerza a los músculos del corazón. Es útil para escalofríos y gripes. Contiene vitaminas A y C, magnesio, potasio, inositol, niacina, cobre, yodo, silicio, hierro y azufre.

acidez	apetito
calambres estomacales	cólera
cólico	convulsiones
corazón	depresión
desmayos	digestión
dolor de cabeza	enjuague bucal
escalofrío	estómago (espasmos)
estreñimiento	fiebre
gases	gripe
histeria	insomnio
intestinales (espasmos)	mareos
menstruación dolorosa	náuseas de embarazo
nervios	neuralgia
pesadillas	resfríos
sarampión	shock
vértigos	vómito

PERIWINKLE (PERVENCHA)

(*Vinca major; Vinca minor*)

Parte usada: la planta y hojas

Según reportes de médicos británicos, esta hierba contiene sulfato vinblastíneo. Esta substancia ha mostrado resultados prometedores en membranas cancerosas y en la enfermedad de Hodgkin. Está bajo investigación para otros tipos de cáncer, como el pulmonar. Se usa para detener hemorragias de la nariz y boca. Alivia problemas femeninos.

almorranas, sangrando
calambres
cáncer
caspa, uso externo
congestión
convulsiones
diabetes
diarrea crónica
dolor de muelas
estreñimiento crónico
hemorragias, uso interno
heridas
histeria
leucemia
mucosidad
nerviosismo
pesadillas
piel, enfermedades
úlceras

PLANTAIN (LLANTÉN)

(*Plantain major*)

Parte usada: hojas, semillas

Neutraliza los ácidos estomacales y normaliza todas las secreciones estomacales. Limpia la cera de los oídos. También ha sido usado para enfermedades venéreas. El té es bueno para limpiar mucosidades. Se conoce como neutralizador de veneno. Las hojas detienen las hemorragias. Ha sido útil en tratamientos crónicos pulmonares. En los niños, el jugo fresco ha sido usado para úlceras estomacales leves. Las semillas están relacionadas con las semillas de silio y pueden ser usadas de la misma manera.

Es rico en vitaminas C, K y T., calcio, potasio y azufre. Tiene un alto contenido de trazas minerales.

bronquitis
diabetes
disentería
epilepsia
escrófula
gases
hemorroides
hidropesía
infecciones de vejiga
insectos, picaduras
leucorrea
menstruación excesiva
neuralgia
picaduras
piel, problemas
quemaduras
retención de agua
tos
víbora, mordeduras

cortaduras
diarrea
envenenamiento sanguíneo
escaldaduras con líquido hirviendo
fiebres intermitentes
hemorragias, uso externo
heridas crónicas
ictericia
infecciones
lastimaduras
lombrices
mojar la cama
ojos, dolor
picazón
purificador de la sangre
respiratorios, problemas
riñones
úlceras

PLEURISY ROOT (ASCLEPIA)

(*Asclepias tuberosa*)

Parte usada: raíz

Es efectiva como expectorante. Despeja la flema de los pasajes bronquiales y nasales. Es un tónico suave para el dolor de estómago, gases, indigestión y disentería. No se recomienda para los niños. Es valiosa en pleuresía, aliviando las dificultades para respirar y el catarro pulmonar.

antiespasmódica	asma
bronquitis	contagiosas, enfermedades
disentería aguda	enfisema
envenenamiento	escarlatina
fiebre	garrotillo
gripe	inflamaciones
mucosidad	neumonía
pleuresía	pulmonares problemas
reumatismo agudo	riñones
sarampión	sudor
tifoidea	tosferina
transpiración	tuberculosis

POKEWEED (CARMÍN)

(*Phytolacca americana*)

Parte usada: raíz y tallos tiernos

Es excelente para el abultamiento de las glándulas, (linfáticas, bazo y tiroides), para el endurecimiento del hígado y para reducir la bilis. Estimula el metabolismo y es un medicamento útil en la desnutrición. Reduce la inflamación, es bueno para el reumatismo, amigdalitis, laringitis y paperas. Externamente se usa como ungüento para sarna, acné e infecciones de hongos y como cataplasma para abcesos. Contiene esteroides parecidos a la cortisona que alivian la soriasis, reumatismo y heridas de curación lenta. Ha sido usada por los indios para curar superficies cancerosas y erupciones de la piel, aplicando la raíz molida y seca en una cataplasma. Los pioneros usaban el jugo de las bayas para el cáncer de la piel y heridas. Debe usarse con poca frecuencia y por un experto en hierbas. Ha sido usada como ayuda para bajar de peso y para estimular al sistema endocrino. Contiene vitaminas A y C, calcio, hierro y fósforo.

amigdalitis	artritis
bocio	cáncer
catarro crónico	dolor
escrófula	glándulas
gripe crónica	inflamaciones
laringitis	laxante
linfa	paperas
piel, enfermedades	respiratorios, problemas
reumatismo	sangre, purificador

PRICKLY ASH (ESPINO)

(*Xanthoxylum fraxineum*)

Parte usada: corteza

Es una hierba estimulante de la circulación de la sangre. Es benéfica en casi todos los casos de extremidades frías, reumatismo, artritis, letargo y heridas que no sanan o sanan muy lentamente. Se aplica externamente en cataplasma para ayudar a secar y sanar las heridas. El polvo de la corteza se puede masticar para aliviar el dolor de muelas. Ayuda a incrementar el flujo de la saliva, lo que ayuda al hígado y es útil para parálisis de la lengua y boca.

artritis	asma
calambres	cólera
cólicos	diarrea

dolor de boca
femeninos, problemas
gases
hidropesía
letargo
mala circulación
parálisis
reumatismo crónico
sífilis

escrófula
fiebre
heridas
hígado, problemas
llagas bucales
mala digestión
piel, enfermedades
sangre, purificador
úlceras

PSYLLIUM (SILIO)

(*Plantago ovata*)

Parte usada: semillas

Limpia el colon y los intestinos. Lubrica al mismo tiempo que cura el colon e intestinos. No irrita las membranas mucosas del intestino, pero fortalece los tejidos restaurando su tono muscular. Reduce el monóxido de carbono, el cual es la causa de muchas enfermedades, eliminando toxinas y limpiando los intestinos.

colitis
colon, obstrucción
disentería
diverticulosis
estreñimiento
gonorrea
hemorragias
tracto intestinal
úlceras
vía urinaria

QUASSIA (CUASIA)

(*Picrasma amara*)

Parte usada: Corteza

Es llamada la "gran sanadora". Si se toma en exceso produce vómitos, irritación y adormecimiento, pero si se toma en pequeñas cantidades, acelera la curación. Es uno de los mejores tónicos herbáceos para organismos agobiados. Se dice que es un buen remedio para eliminar el sabor de las bebidas fuertes. Es uno de los mejores remedios para sustancias nocivas en el canal alimenticio que resultan del proceso de la digestión. Es buena para los ojos y mantiene el hígado en buenas condiciones. Contiene calcio, sodio y potasio.

alcoholismo
apetito, estimulante
caspa, uso externo
digestión
dispepsia
elimina lombrices, con enema
estreñimiento
fiebre
lombrices, eliminar
reumatismo
tónico

QUEEN OF THE MEADOW (REINA DE LOS PRADOS)

(*Eupatorium purpureum*)

Parte usada: hojas

Es útil para toda enfermedad de las articulaciones incluyendo los dolores o torceduras de espalda. Se usa en lastimaduras, torceduras y ligamentos y tendones desgarrados. Se usa en reumatismo, hidropesía, riñones y piedras en la vesícula y problemas urinarios. Reduce retención de agua y dolores de coyunturas debidos a depósitos de ácido úrico. También ha sido usada para problemas crónicos de la orina, gota y quistes. Contiene vitaminas C y D.

bursitis
cálculos biliares
diabetes
dolor de cabeza
gota
hidropesía
infecciones de la vejiga
lumbago
nervios (problemas)
neuralgia
problemas urinarios
próstata
retención de agua
reumatismo
riñones, infecciones
riñones, piedras
tifoidea
tiña

RED CLOVER (TRÉBOL ROJO)

(*Trifolum pratense*)

Parte usada: flores

Es un tónico útil para los nervios y como sedante para el agotamiento nervioso. Los Indios usaban la planta para el dolor de ojos y el ungüento para quemaduras. Con miel y agua, es un buen jarabe para la tos. Se usa como antídoto para el cáncer. Tiene efectos sedantes suaves. Es muy valioso para enfermedades que consumen (especialmente para raquitismo), enfermedades espasmódicas y tosferina. También es bueno para niños delicados, para fortalecer su organismo. Además, para tos, pecho débil, dificultad al respirar, bronquitis y falta de vitalidad y energía en los nervios.

Es un buen suplemento dietético de vitamina A, tiene un alto contenido de hierro, Complejo B, vitaminas C, F y P, selenio, cobalto, níquel, manganeso, sodio y estaño. Es rico en magnesio, calcio y cobre. Es una hierba valorada por su alto contenido mineral.

acné	apetito
artritis	bronquitis
cáncer	dolencias
enfermedad de la infancia	escrófula
espasmos	forúnculos
gripe	heridas recientes
hígado, problemas	lastimaduras
lepra	nervios
ojos, enjuagues	orina, problemas
pie de atleta, cataplasma	piel, enfermedades
quemaduras	reumatismo
riñones, piedras	sangre, purificador
sífilis	soriasis
tos	tosferina
toxinas	tumores
úlceras	

RED RASPBERRY (FRAMBUESA ROJA)

(*Ruby idaeus*)

Parte usada: hojas

Es una de las hierbas más renombradas y usada por mujeres, especialmente durante el embarazo. Contiene nutrientes para fortalecer las paredes del útero. Ayuda en las náuseas, previene hemorragias, reduce el dolor y hace más fácil el parto. Reduce los dolores falsos comunes durante el embarazo, ayuda a enriquecer el calostro en la leche materna. Es maravillosa para niños en casos de resfríos, diarrea, cólicos y fiebres. Es buena para el vómito en niños débiles. Es buen remedio para disentería y diarrea en infantes. El té ayuda al dolor de la menstruación y al flujo. Después del parto ayuda a rebajar la hinchazón del útero y reduce la hemorragia.

Contiene vitaminas A, C, D, E, G, F y B. Es rica en hierro. Contiene fósforo, manganeso y una cantidad alta de calcio.

bronquitis	cólera
dentición	diabetes
diarrea	digestión
disentería	dolor de postparto
dolor de boca	dolor de garganta
embarazo	estómago
estreñimiento	femeninos, órganos
fiebre	gripe
hemorroides	intestinos, problemas
lactancia	lavado de ojos
leucorrea	llagas, boca
menstruación	náuseas de embarazo
nerviosismo	parto
problemas urinarios	prolapso uterino

resfrío

úlceras bucales

sarampión

vómito

REDMOND CLAY (ARCILLA)

(*Montmorillonite*)

Parte usada: barro

Se usa externamente para problemas de la piel. Es buena para mordeduras o picaduras de insectos. Es útil para eliminar lombrices intestinales, para cicatrices, torceduras musculares y heridas. Puede ser útil para fiebres (en la frente y el cuello). Absorbe veneno en el estómago si se toma con agua.

acné

envenenamiento, interno

lombrices

picaduras de insectos

picaduras de abejas

problemas de la piel

RHUBARB (RUIBARBO)

(*Rheumpalmatum*)

Parte usada: raíz

Es un tónico estimulante suave del hígado, conductos de la bilis y membranas mucosas de los intestinos. Actúa como laxante, limpiando irritantes en los intestinos y deteniendo la diarrea con su acción astringente. Limpia las membranas mucosas de material viscoso (exceso de mucosidad). Ayuda cuando el estómago es débil y relaja los intestinos. Actúa como un purgante suave. Ha sido usado en casi todas las enfermedades de la tiroides y para evitar que el desecho se acumule en los intestinos. Es muy útil para la intoxicación de la sangre debido al exceso de ingestión de carne.

Contiene vitaminas A, C y complejo B. Es rico en calcio y contiene sodio, potasio, hierro, azufre, fósforo, cobalto, estaño y níquel.

Anemia
Dolores de cabeza
Colitis
Estómago
Colon
Problemas de Hígado
Disentería
ictericia
Diarrea
Vesícula
Ayuda digestión
Estreñimiento

ROSE HIPS (CINARRODÓN)

(*Rosa Species*)

Parte usada: fruto

El cinarrodón (el fruto de la rosa) es importante en tratamientos donde se necesitan vitaminas A, E, y C y la rutina. Es un buen alimento para la piel. Contiene fructosa (azúcar natural). El herbalista suizo Father Kunzle recomienda su uso para eliminar cálculos de los riñones. Cura y previene infecciones.

Es rica en complejo B y muy rica en vitaminas A, E, C y rutina. También contiene vitaminas D, y P, hierro orgánico y calcio. Contiene algo de sodio, potasio, azufre, sílice y niacina.
arterioesclerosis

calambres
cáncer
circulación
dolor de cabeza
dolor de garganta
dolor de la boca
dolor de oído
enfermedades contagiosas
estrés
fiebres
gripe
infección
mareos
moretones
nerviosismo
picaduras
resfrío
riñones, cálculos
sangre, purifica
soriasis

ROSEMARY (ROMERO)

(*Rosmarinum officinalis*)

Parte usada: las hojas

El romero es un fuerte estimulante, especialmente para el sistema circulatorio y la región pélvica. Es considerado como un tónico suave para el corazón. También sirve como tratamiento para la hipertensión. Se usa externamente en toda clase de heridas y picaduras. Es excelente para dolencias femeninas. Ayuda a regular la menstruación y debería usarse cuando hay dolor del útero seguido de hemorragia.

Es un buen tónico para los órganos reproductores. El té ayuda a calmar la depresión histérica y es bueno para dolores de cabeza causados por nervios. Ha sido considerado como uno de los remedios más poderosos para fortalecer el sistema nervioso. En resfríos o gripe, puede ser tomado como una infusión tibia. Se puede tomar como té frío cuando hay desvelos, nerviosismo e insomnio.

El romero, la salvia y la verbena en partes iguales se toman como antiséptico para las fiebres. Ha sido popular para evitar la calvicie, siendo un estimulante para incrementar la actividad de la raíz del cabello.

Contiene vitaminas A y C, calcio, hierro, magnesio, fósforo, potasio, sodio y zinc.

calvicie	circulación
convulsiones	corazón (tónico)
desórdenes estomacales	digestión
dolor de cabeza	eczema
espasmos	gases
heridas	hidropesía
hígado	histeria
jaquecas	lavado de ojos
llagas abiertas	mal aliento
memoria	menstruación
migraña	nerviosismo
picaduras, uso externo	presión alta
problemas femeninos	próstata
vesícula	

RUE (RUDA)

(*Ruta graveolens*)

Parte usada: la hierba

Elimina venenos y ha sido usada para mordeduras de víbora, escorpión, araña y malagua o medusa. Es efectiva para preservar la vista, fortaleciendo los músculos oculares. Ayuda a eliminar depósitos que se forman con la edad en los tendones y coyunturas, especialmente las muñecas. No debe ser usado por mujeres embarazadas, porque tiene propiedades vomitivas. Tampoco debe tomarse en las comidas.

Contiene gran cantidad de rutina (vitamina P), la cual fortalece capilares y venas. El departamento de Agricultura de los EE.UU. ha descubierto que la rutina es muy efectiva en tratamientos de hipertensión y ayuda a endurecer los huesos y dientes.

arterioesclerosis	calambres
ciática	cólicos
convulsiones	desórdenes nerviosos
dolor de oídos	dolor de ojos
enfermedades nerviosas	epilepsia
garrotillo, espasmos	hemorragias nasales crónicas
hipertensión	histeria
locura	lombrices
mala circulación	malaria
metabolismo (fomenta)	moretones, fácil de tener
neuralgia	ponzoña (antídoto)
presión alta	problemas femeninos
tendones encogidos	tifoidea
torceduras de músculos	tos
tosferina	trauma
venas varicosas	

SAFFLOWER (ALAZOR)

(*Carthamus Tinctorius*)

Parte usada: flores

Es uno de los remedios más populares para ictericia, hígado y problemas de la vesícula biliar. Se usa para niños con enfermedades que brotan y fiebres. Tiene habilidad de eliminar flemas duras del organismo, limpia los pulmones y alivia la tuberculosis pulmonar. Ha ganado popularidad en su forma en aceite, semillas y almendra. Se cree que ayuda a controlar el nivel del colesterol en la sangre. Contiene vitamina K.

ácido úrico
corazón, fortalece
delirio
desvaríos
digestión
escarlatina
fiebres
flemas
forúnculos, uso externo
gota
hígado
histeria
ictericia
menstruación
paperas
problemas urinarios
sarampión
sudor
tuberculosis
urticaria
vesícula
viruela
zumaque

SAFFRON (AZAFRÁN)

(*Crocus Satirus*)

Parte Usada: Flores

Apacigua las membranas del estómago y colon. Reduce los niveles del colesterol, neutralizando la fabricación del ácido úrico en el sistema. Es bien conocida para prevenir enfermedades del corazón. En España se come a diario y hay pocos casos de enfermedades de corazón.

Contiene vitaminas A y B12. Contiene además potasio, algo de calcio, fósforo, sodio y ácido láctico.

acidez	artritis
bronquitis	digestión
dolor de cabeza	enfermedades de la piel
enfermedades estomacales	enfermedades de la piel
fiebre escarlatina	fiebres
gases	gota
hemorragias, útero	hiperglucemia
hipoglucemia	ictericia
insomnio	menstruación
retención de agua	reumatismo
sarampión	soriasis
tos	tuberculosis
úlceras internas	

SAGE (SALVIA)

(*Salvia officinalis*)

Parte usada: hojas

Se usa para aflojar el exceso de mucosidad, resfrío nasal y secreción excesiva de saliva. Esta planta fue usada antiguamente como un remedio diario, pues se creía que prolongaba la vida. Las hojas frescas se masticaban para infecciones de boca y garganta. Es buena para el agotamiento mental, fortaleciendo la habilidad de concentrarse. Mejora la memoria y ha sido usada para curar ciertas clases de demencia.

Es usada como una loción para curar partes doloridas y erupciones de la piel y detiene hemorragias. Contiene vitaminas A, C, y complejo B. Tiene bastante calcio y potasio. Además de azufre, silicio, fósforo y sodio.

amígdalas	cerebro, estimula
congestión pulmonar	congestión nasal
diarrea	digestión
disentería	dolor de cabeza
dolor de boca	encías, dolor
fiebres	flemas
garganta, dolor	gripe
infecciones micóticas (hongos)	lactancia, detiene
laringitis	limpiador de dientes
lombrices	memoria, mejora
mojar la cama	mordedura de víbora
náusea	nervios
parálisis	parásitos
pelo, estimula crecimiento	resfríos
ronquera	sangre, infección
sinusitis	sudor nocturno
tos	úlceras
vejiga, infección	

ST. JOHN'S WORT (HIPERICO)

(*Hypericum perforatum*)

Parte usada: la hierba

El hiperico es muy útil para obstrucciones de flema en el pecho y pulmones. En casos de bronquitis elimina la enfermedad. Es excelente para derrames internos, pues las semillas hervidas eliminan la sangre coagulada en el estómago, proveniente de hematomas, caídas o venas rotas. Ha sido usado para sanar heridas, para úlceras en las piernas, como último recurso. Ayuda en depresión, dolores leves de estómago, intestinos y vesícula. Es efectivo en dolores de cabeza, histeria, síntomas de la menopausia, lagunas mentales, pesadez y punzadas en la cabeza. Es útil en hinchazones, cortaduras , abcesos; forúnculos y picaduras de insectos.

apetito
bronquitis
derrames, uso interno
diarrea
disentería
dolor de postparto
dolores
espasmos
flujo blanco
forúnculos
hemorragias
heridas
histeria
ictericia
insomnio
lombrices

melancolía
menopausia
menstruación dolorosa
mojar la cama
nerviosismo
palidez
picaduras de insectos
problemas de la piel
pulmón congestionado
purifica la sangre
retención de orina
senos endurecidos
tumores
úlceras
útero

SARSAPARILLA (ZARZAPARRILLA)

(*Smilax ornata*)

Parte usada: raíz

Es una valiosa planta usada en las fórmulas para el equilibrio glandular. Tiene propiedades notables para estimular el metabolismo. Contiene testosterona la cual es importante para el crecimiento del cabello. Contiene progesterona, una hormona valiosa, normalmente producida por los ovarios femeninos.

Aumenta la circulación a las articulaciones reumáticas. Estimula la respiración y alivia problemas de congestión.

Contiene complejo B, vitaminas A, C y D, hierro, manganeso, sodio, silicio, azufre, cobre, zinc y yodo.

articulaciones, dolores   debilidad física
dolencias   dolor de ojos

enfermedades de la piel
escrófula
gas
hidropesía
impotencia
manchas de la vejez
parásitos en la piel
purifica la sangre
reumatismo crónico
soriasis

enfermedades venéreas
fiebres
gota
hormonas
inflamaciones
menopausia
problemas de la piel
resfríos
sarpullido
tiña

SASSAFRAS (SASAFRÁS)

(*Sassafras officinale*)

Parte usada: raíz, corteza

Estimula la acción del hígado y limpia las toxinas en el organismo, haciéndola un buen tónico después del parto. Ha sido usada para aliviar el dolor y además para tratamientos de enfermedades venéreas. Los indios usaban infusiones de la raíz para bajar la fiebre. El sasafrás y la bardana hacen un excelente tónico hormonal para controlar el apetito. Los ingredientes de esta hierba ayudan a la glándula pitituaria a descargar un extenso abastecimiento de proteína, ayudando al equilibrio de las hormonas en el cuerpo.

acné
bronquitis
diarrea
dolores de postparto
enfermedades de la piel
fomenta la transpiración
gases
problemas de vejiga

aumenta la transpiración
cólicos
forúnculos
dolores de muelas
espasmos
forúnculos
obesidad
problemas de riñones

purifica la sangre
reumatismo
úlceras varicosas
veneno de hiedra y roble

retención de agua
soriasis
venas varicosas
zumaque

SAW PALMETTO (PALMITO ENANO)

(*Seronoa Serrulata*)

Parte usada: fruto

Es recomendado en todas las enfermedades que consumen porque tiene un efecto sobre todos los tejidos de las glándulas. Cura las glándulas reproductoras. La raíz ha sido usada por los indios para pechos adoloridos y se dice que aumenta el tamaño del busto. Se usa para las membranas de la garganta, nariz y pasajes respiratorios, bronquitis crónica y asma pulmonar. Contiene vitamina A.

asma
bronquitis crónica
diabetes
estimulante sexual
gripe (cabeza)
mucosidad, desaloja
neuralgia
problemas catarrales
resfríos
senos
tónico

aumento de peso
congestión pulmonar
digestión
glándulas
impotencia
nervios
órganos reproductores
problemas urinarios
riñones, enfermedades
subir de peso
vejiga, enfermedades

SCHIZANDRA (ESQUIZANDRA)

(*Schisandra chinensis*)

Parte usada: el fruto

La esquizandra es una hierba que fortalece al sistema inmunológico y protege al cuerpo contra el estrés. Contiene propiedades que aumentan las energías, nutren las venas y mejoran la visión.

Es un adaptógeno que aumenta la cantidad de energías a las células del cerebro, los músculos, hígado, las glándulas, nervios y en general, todo el organismo. Protege contra los radicales libres. Ayuda a equilibrar las funciones corporales, normaliza los sistemas y acelera la recuperación después de la cirugía. Protege contra la radiación; normaliza el azúcar en la sangre y la presión arterial y protege contra las infecciones. Protege contra el estrés.

La esquizandra contiene gran cantidad de vitamina C, magnesio, fósforo. También contiene hierro, potasio, calcio, manganeso, selenio, sílice y sodio.

arterioesclerosis	energías, aumenta
envejecimiento	estrés
fatiga	gastritis crónica
hepatitis	infecciones
insomnio	lucidez mental
mareos	mejora la visión
presión sanguínea, normaliza	problemas del útero
problemas nerviosos	problemas del hígado
problemas de pulmones	radiación
tónico	tos

SCULLCAP (ESCUTELARIA)

(*Scutellaria lateriflora*)

Parte usada: raíz

La esculetaria es un estimulante como la quinina sin efectos dañinos. Es alimento para los nervios, fortaleciéndolos y aliviándolos en todas los enfermedades crónicas y agudas. Es una planta tradicionalmente conocida para curar casos de esterilidad. Regula los deseos sexuales excesivos. Con poleo ha sido usada con gran éxito para cólicos y dolor severo causados por la suspensión menstrual durante los resfríos. Es rica en calcio, potasio y magnesio. Contiene vitaminas C, E, hierro y zinc.

accesos

ataques

delirios

dolor de cabeza

enfermedad de Parkinson

epilepsia

fiebre, reduce

hidrofobia

hipoglucemia

inquietud

meningitis, columna

neuralgia

picaduras venenosas

presión sanguínea

raquitismo

reumatismo

temblor

tiroidismo

alcoholismo

convulsiones

demencia

dolores

enfermedades infantiles

esterilidad

fobias

hipertensión

histeria

insomnio

nervios

parálisis

presión alta

rabia

resaca de drogas

San Vito

tétanos

urinario

SENEGA

(*Polygala senega*)

Parte usada: raíz

La senega se usa en problemas respiratorios como expectorante ya que, en dosis normales, estimula las secreciones. Se dice que es un excelente antídoto para muchos venenos. Ha sido útil en la segunda etapa de bronquitis aguda catarro o neumonía. Aumenta la secreción, circulación, es útil cuando hay postración debido a envenenamiento de sangre, ciruela loca, asma y problemas pulmonares.

Contiene magnesio, hierro, estaño, plomo y aluminio en pequeñas cantidades.

asma
bronquitis crónica
catarro crónico
drogas
envenenamiento de la sangre
garrotillo
hidropesía
mordeduras de víbora
mucosidad en tejidos
neumonía
pleuresía
pulmón congestionado
reumatismo
tosferina
viruela

SENNA (SEN)

(*Cassia acutifolia*)

Parte usada: hojas, vainas

El sen o sena aumenta los movimientos peristálticos de los intestinos. Tiene un efecto laxante, especialmente en el intestino grueso. Debe tomarse siempre con hierbas carminativas como el jengibre o hinojo para evitar espasmos intestinales. No debe tomarse cuando hay inflamación del estómago.

Es muy usada para limpiar el organismo durante los ayunos y todo tipo de fiebres. Usada como un laxante, tonifica y restaura el sistema digestivo, además de limpiarlo.

boca, dolor
cálculos biliares
cólicos
enfermedades de la piel
espinillas
estreñimiento
gota
ictericia
lombrices
mal aliento
menstruación
obesidad
reumatismo

SHEPHERD'S PURSE (ZURRÓN)

(*Capsella bursa-pastoris*)

Parte usada: toda la planta

Se usa en hemorragias después del parto, excesivo flujo menstrual y derrames internos en los pulmones, colon y hemorroides. Dilata los vasos sanguíneos, regula la tensión y la actividad del corazón irregulares.

Actúa como un estimulante tónico para inflamación en la via urinaria. Es rica en vitamina C. Tiene vitamina E y K. Tiene hierro, magnesio, calcio, potasio, estaño, zinc, sodio y azufre.

arterioesclerosis
colitis
corazón
derrames
diarrea
disentería
estreñimiento
hemorragias
hidropesía
intestinos
lumbago
menstruación dolorosa
oídos, dolor
presión sanguínea
retención de agua
riñones, problemas
sangre en la orina
útero
vagina

SLIPPERY ELM (OLMO AMERICANO)

(*Ulmos Fulva*)

Parte usada: corteza interna

Neutraliza la acidez estomacal y absorbe los gases impuros. Ayuda a la digestión de la leche. Actúa como amortiguador contra la irritación e inflamación de las membranas mucosas. Estimula las glándulas suprarrenales. Aumenta la producción de hormonas que regeneran la sangre. Se usa como alimento cuando hay dificultades al retener y digerir la comida. Elimina las impurezas y sana todas las partes del cuerpo. Es un excelente remedio para enfermedades del sistema respiratorio. Remueve la mucosidad con una fuerza mayor que otras hierbas.

Contiene vitaminas E, F, K y P. También tiene hierro, sodio, calcio, selenio, yodo, cobre, zinc y algo de potasio y fósforo.

apendicitis
asma
bronquitis
cáncer
colitis
colon
diarrea
difteria
digestión
disentería
dolencias
dolor
estreñimiento
flema
forúnculos
garganta, dolor
garrotillo
hemorroides
heridas
herpes
inflamaciones

influenza
intestinos
irritaciones vaginales
laxante
lombrices
neumonía
peste blanca
problemas urinarios
problemas de la vejiga
problemas femeninos
pulmones problemas
quemaduras
salpullido
sífilis
tos
tosferina
tuberculosis
tumores
úlceras
urticaria
vesícula
zumaque, uso externo

SPEARMINT (MENTA VERDE)

(*Menta viridis*)

Parte usada: hojas

Es muy valiosa aun para personas muy enfermas, pues la pueden tolerar, ya que no tiene tóxicos. Es excelente para detener el vómito en el embarazo. El aceite de la hoja trabaja en las glándulas salivales y ayuda a la digestión. Estimula las secreciones gástricas y estimula la acción de la secreción biliar. Es suave y efectiva en cólicos de infantes. Es un excelente creador de vitaminas C y A y contiene complejo B, calcio azufre, hierro, yodo, magnesio y potasio.

calambres
cálculos
cólico
escalofríos
espasmos
fiebre
gas
gripe
hidropesía
histeria
indigestión
inflamación del riñón
inflamación de la vejiga
mareos
náusea
resfrío
retención de la orina
vértigos
vómitos

SPIKENARD (NARDO)

(*Aralia racemosa*)

Parte usada: raíz

Como té es bien conocido y útil antes del parto, haciéndolo más fácil. Reduce el ácido úrico que se acumula en el cuerpo y alivia enfermedades reumáticas. Puede combinarse con otras hierbas para purificar y edificar la sangre. Es un expectorante con efectos bien usados en jarabes para la tos combinado con otras hierbas. Las propiedades de la planta son muy parecidas a las de Ginsén. Los Rusos usan las raíces como tónico y estimulante, especialmente para el agotamiento físico y mental.

asma
congestión pulmonar
diarrea
dolor de espalda
dolores de pecho
enfermedades venéreas
fiebre del heno
fiebres altas
hemorroides
inflamaciones
leucorrea
partos
problemas de la piel
prolapso del ano
purifica la sangre
reumatismo
tos

SPIRULINA (ESPIRULINA)

(*Spirulina pratensis*)

Parte usada: toda la hierba

La espirulina se usa junto con dietas para controlar el peso. Proporciona los nutrientes que satisfacen la necesidad de nutrientes esenciales que de otra manera el cuerpo requiere cuando no se está tomando una alimentación equilibrada. Es un alimento esencial, fácil de digerir y asimilar; proporciona al organismo los nutrientes esenciales cuando se está débil, sea después de una enfermedad aguda o crónica. Ayuda a construir la vitalidad que necesita el cuerpo. Purifica y fortalece la sangre; nutre todas las células.

La espirulina es un suplemento alimenticio natural, ayuda a equilibrar la alimentación. Se le considera uno de los alimentos completos de la naturaleza. Es fácil de digerir y asimilar.

La espirulina contiene abundantes proteínas, clorofila y ácidos grasos esenciales. Tiene abundante cantidad de vitaminas A y B, incluyendo la vitamina B12; tiene abundante hierro, magnesio y fósforo; contiene calcio, potasio, sodio, vitamina C y E. Contiene casi todos los nutrientes que el organismo necesita.

anemia
dietas
enfermedades crónicas
gota
hipoglucemia
problemas de la piel
purifica la sangre
reduce el apetito
regula la presión
suplementos alimenticios
tónico

STEVIA (ESTEVIA)

(*Stevia rebaudiana*)

Parte usada: hojas

La estevia es un edulcorante (endulzante) natural, 30 a 100 veces más dulce que el azúcar. Sólo se necesita una pequeña cantidad, además de no dejar un sabor amargo como en el caso de los edulcorantes comerciales. La estevia se usa en el Paraguay y en el

Brasil; se ha venido cultivando y usando como edulcorante natural por cientos de años.

Investigaciones efectuadas en el Japón demuestran que no es tóxica. Se usa en la salsa de soya, goma de mascar y para lavado bucal. Es un edulcorante que no ocasiona gordura y se usa en cereales fríos y calientes, y en tés de hierbas.

La estevia tiene abundante cromo (que ayuda a establecer el azúcar en la sangre), manganeso, potasio, selenio, sílice, sodio y vitamina A. también contiene hierro, niacina, fósforo, riboflavina, tiamina, vitamina C y zinc.

adicción
ansias de fumar
ansias de comer
azúcar, sustituye
diabetes
hipertensión
hipoglucemia
obesidad

SQUAWVINE (YERBA TORA)

(*Mitchella repens*)

Parte usada: la hierba

Es especialmente de gran ayuda en partos. Da fuerza al útero para que el parto sea efectivo y sin peligro. Alivia la congestión del útero y de los ovarios. Ayuda a restaurar la función menstrual. Tiene propiedades antisépticas ideales para infecciones vaginales. Además, tiene un sedante natural para los nervios. Es mejor cuando se usa con otras hierbas como la frambuesa roja.

desórdenes uterinos
diarrea
enfermedades del útero
gonorrea
hemorroides
heridas
hidropesía
insomnio
lactancia
leucorrea
menstruación
mordedura de víbora
nervios
ojos adoloridos
partos, facilita
piel, problemas
problemas femeninos
problemas urinarios
retención de agua
sífilis
venas varicosas

STILLINGIA (ESTILINGIA)

(*Stillingia ligustina*)

Parte usada: raíz

Es efectiva como estimulante para las glándulas, para activar el hígado. Se dice que es valiosa por poder librar el organismo de drogas tóxicas, cuando se usa quimoterapia en el tratamiento de cáncer. Es una de las más poderosas hierbas alterantes conocidas. Debe usarse con cuidado cuando se combina con otras hierbas. Es muy útil cuando se necesita un estimulante para el hígado.

acné
bronquitis
eczema
estreñimiento
garganta, dolor
problemas del hígado
problemas urinarios
problemas de la piel
problemas respiratorios
purifica la sangre
sífilis

STRAWBERRY (FRESA)

(*Fragaria vesca*)

Parte usada: hojas

La fresa regula el apetito y ayuda en toda condición. Actúa como un limpiador del estómago y se usa para problemas de intestinos. No es peligrosa y es útil para los niños. También ha sido usada para el eczema internamente y externamente. Dientes amarillentos, residuos en los dientes y sarro se limpian usando el jugo.

Las raíces se usan en casos de disentería persistente. Las hojas son ricas en hierro y contienen vitaminas A y C, complejo B, calcio, fósforo y potasio

aborto, previene
acné
diarrea
disentería
eczema
estómago, limpia
fiebres

ictericia
intestinos
lactancia
nervios
presión alta
problemas urinarios
problemas intestinales
purifica la sangre
sudor nocturno
vómito

SUMA (SUMA)

(*Pfaffia paniculata*)

Parte usada: corteza y raíz

La hierba suma es adaptógena, curativa y previene las enfermedades. Reduce el estrés y ayuda al organismo a adaptarse a los muchos y variados tipos de estrés ambiental o psicológico. Es una hierba benéfica tanto para varones como para mujeres, restablece la función sexual, protege contra las infecciones virales y ayuda en casos de cáncer.

Las investigaciones efectuadas en el Japón han hallado en la suma una sustancia química que es única.\, y que tiende a inhibir el crecimiento de tumores cancerosos. Es otro nutriente que alimenta y protege al sistema inmunológico. Contiene alantoína (que también se encuentra en la consuelda), la cual se sabe que promueve la curación de heridas y cicatrización.

Contiene dos hormonas vegetales, sitosterol y estipmasterol, los cuales son benéficos para el organismo, mejorando la circulación vascular y reduciendo los niveles del colesterol en la sangre. El sistosterol mejora la producción de estrógeno. Previene la producción de radicales libres. Los portugueses la llaman la hierba "para todo".

anemia
apoplejía
artritis
aumenta energías
bronquitis
cáncer
colesterol
diabetes
enfermedades de articulaciones
enfermedades coronarias
enfermedades crónicas
equilibrio hormonal
estrés
fatiga
fiebres intermitentes
heridas
hipoglucemia
osteomelitis
osteoporosis
problemas circulatorios
problemas de la piel
problemas premenstruales
regula hormonas
resfríos
sistema inmunológico
tónico
trastornos emocionales
tumores

TAHEEBO (PALO DE ARCO)

(*Tabebuia avellanedae*)

Parte usada: Corteza interna

También llamada palo de arco o iperozo, se encuentra en Sudamérica donde se usa en hospitales en pacientes con cáncer. Es un poderoso antibiótico con propiedades para matar virus. Se dice que contiene compuestos que atacan la causa de las enfermedades. Su acción principal es preparar al cuerpo y darle la energía necesaria para resistir enfermedades.

Es rico en hierro, el cual ayuda en la asimilación de nutrientes y en la eliminación de impurezas.

anemia
arterioesclerosis
asma
bazo, infección
bronquitis
cáncer, todo tipo
colitis
diabetes
digestión
dolor, alivia
eczema
enfermedades del hígado
fístulas
gastritis
gonorrea
hemorragias
heridas
hernias
Hodgkins (enfermedad)
infecciones del bazo
infecciones
leucemia
lupus
nefritis

osteomelitis
Parkinson, enfermedad
párpados, parálisis
piel, dolor
pólipo
prostatitis
purifica la sangre
quistes
reumatismo
sangre, producción
sífilis
soriasis
tiña
tónico
úlceras
úlceras varicosas

THYME (TOMILLO)

(*Thumusvulgaris*)

Parte usada: la planta

El tomillo es un poderoso antiséptico y tonificador general con fuerza curativa. Ha sido usado en casos de anemia, bronquios y trastornos intestinales. Previene las caries en los dientes. Destruye infecciones causadas por hongos como pie de atleta y parásitos en la piel como de aspereza y piojos.

Culpepper dice que mata lombrices en el vientre y el ungüento de ésta elimina cualquier hinchazón mala y verrugas.

Contiene complejo B, vitaminas C y D. Contiene bastante yodo, algo de sodio, silicio y azufre.

acidez estomacal
asma
bronquitis, ayuda
catarro
ciática
cólico
desmayos
diarrea
digestión
dolores de cabeza
epilepsia
estimula el apetito
estómago, problemas
fiebres
garganta, problemas
gas
gastritis
gota, uso externo
histeria
infección intestinal
infección interna
inflamaciones
intestinos, problemas
laringitis
lepra
lombrices
mastitis
menstruación, fomenta
moretones
parálisis
parásitos
pesadillas
pulmón congestionado

reumatismo
sinusitis
torceduras
tosferina
uterinos, problemas

UVA URSI (GAYUBA)

(*Arcotostaphylos uva-ursi*)

Parte usada: hojas

Regula las vías urinarias. Sana infecciones de la vejiga y los riñones y aumenta el flujo de la orina. Alivia enfermedades inflamatorias de la via urinaria, así como artritis y quistes. Es un remedio popular para la diabetes. No debe tomarse en grandes cantidades durante el embarazo, porque puede reducir la circulación al feto. La tintura de gayuba es recetada en muchos hospitales de Europa en el parto para reducir la hemorragia y restaurar la matriz a su tamaño normal.

ácido úrico excesivo
almorranas
artritis
bazo
bronquitis
cálculos biliares
congestión pulmonar
diabetes
diarrea
disentería
enfermedad de Bright
gonorrea
hemorroides

hígado
hipocondría
incontinencia
infecciones de los riñones
infecciones de la vejiga
infecciones pulmonares
menstruación excesiva
nefritis crónica
nefritis
páncreas
problemas femeninos
próstata, debilidad
quistes
uretritis crónica
útero, úlcera

VALERIAN (VALERIANA)

(*Valeriana officinalis*)

Parte usada: raíz

Es muy útil para el insomnio. Contiene un aceite esencial y alcaloides que producen un efecto calmante. Puede usarse como un tranquilizante pero deja un sentimiento refrescante en vez de flojera. Es conocida como un sedante seguro sin narcóticos y es recomendado en estado de ansiedad.

Es comunmente usada con otras hierbas para la tensión nerviosa. Además, se usa como remedio para aliviar el dolor por sus propiedades de relajar los espasmos musculares. Se recomienda usarse en períodos cortos pues el uso prolongado produce depresión mental en algunas personas. Usualmente no se recomienda para niños pequeños. Es rica en magnesio, potasio y cobre. Tiene plomo y zinc.

alcoholismo
cabeza, congestión
cálculos en la vejiga
convulsiones
desánimo
dolor
dolores musculares
drogadicción
epilepsia
escarlatina
espasmos bronquiales
espasmos
hipocondría
histeria
insomnio
lombrices, elimina
menstruación, fomenta
nerviosismo
palpitaciones
parálisis
presión alta
resfrío
sarampión
shock
tos
úlceras
vesícula con cálculos

VIOLET (VIOLETA)

(*Viola adorata*)

Parte usada: flores y hojas

Es muy efectiva para curar úlceras internas. Puede usarse interna y externamente para tumores, forúnculos, abcesos, espinillas, en glándulas hinchadas y para el crecimiento maligno de éstas. Las hojas y las flores parece que tienen la habilidad de alcanzar lugares donde solamente la sangre y los fluidos linfáticos penetran.

Se usa cuando hay dificultad para respirar causada por acumulación de materia nociva en el estómago e intestinos, causando gases dilatación y presión. Contiene vitaminas A y C.

asma
bronquitis
cáncer
congestión vías resp. superiores
dolor de cabeza
dolor
escrófula
garganta, dolor
gota
lastimaduras
resfrío, cabeza
respiración difícil
sífilis
sinusitis, inflamación
tos
tosferina
tumores
úlceras

WATERCRESS (BERRO)

(*Nasturtium officinale*)

Parte usada: toda la planta

Se usa como tónico para regular el metabolismo y el flujo de la bilis. Aumenta la resistencia física y el vigor.

Comiéndolo diariamente es útil para purificar la sangre y abastecer las vitaminas y minerales que se necesitan. El jugo de las hojas ha sido aplicado en la cara para las pecas, espinillas, manchas, dejándose en la cara toda la noche y lavándolo a la mañana siguiente.

Con miel ha sido muy beneficioso para la tos. Es un excelente alimento para las enfermedades. Enriquece la sangre para la anemia y es un buen remedio para la piel y la sangre.

Experimentos han probado que las hojas secas contienen tres veces más vitamina C que las hojas de lechuga.

Es muy rico en vitaminas A, C y D. Es una de las mejores fuentes de vitamina E. Contiene vitamina B y G, hierro, yodo, calcio, cobre, azufre y manganeso.

acné
anemia
apetito, mejora
articulaciones tensas
calambres
cálculos en los riñones
corazón, fortalece
eczema
enfermedades mentales
lactancia
problemas de hígado
problemas nerviosos
quistes en el útero
quistes
retención de agua
reumatismo
riñones, problemas

tonificante
tuberculosis
tumores internos

WHITE OAK BARK (ROBLE BLANCO)

(*Quercus alba*)

Parte usada: Corteza

Contiene propiedades astringentes fuertes que puede ser usadas en derrames internos y externos. Es un excelente limpiador de partes inflamadas de la piel y de membranas mucosas. Sana los tejidos dañados del estómago e intestinos. Se usa si hay demasiada mucosidad en el estómago, que causa congestión y flujo nasal.

Alivia el estómago haciéndolo fuerte por medio de una interna absorción y secreción y mejora el metabolismo.

El té de la corteza puede ser usado con éxito para enjuages en infecciones de encías, y gárgaras en el dolor de garganta y es un tónico intestinal para la diarrea. Se usa como antídoto para alergias a las drogas y efectos secundarios de la quimoterapia.

Es usado para inflamaciones, raspaduras y cortaduras. Tiene un efecto coagulante, de contracción y antiséptico.

Contiene vitamina B12, calcio, fósforo, potasio y yodo. Además tiene azufre, hierro, sodio, cobalto, plomo, estroncio y estaño.

amígdalas
boca, dolor
bocio
derrames internos y externos
diarrea
dientes
encías adoloridas
enfermedades venéreas

fiebres, reduce
gangrena
glándulas hinchadas
hemorragias, uso interno y externo
hemorroides
heridas externas
hígado
indigestión
inflamación estreptocócica, séptica
irritación cutánea
lombrices, oxiuros
mordedura de víbora
náusea
picaduras de insectos
piorrea
problemas de vejiga
problemas dentales
problemas del bazo
problemas menstruales
próstata, cáncer
riñones
sangre en la orina
úlceras
útero
vagina
venas varicosas
vómito

WHITE PINE BARK (PINO BLANCO)

(*Pinus strobus*)

Parte usada: corteza

Es un excelente expectorante para reducir las secreciones mucosas comunes resfríos y ayuda eliminándolos. La corteza contiene propiedades medicinales. Los indios remojaban la corteza en agua hasta que se hiciera suave y la aplicaban en las heridas. Además hervían la corteza interna de un árbol joven y tomaban la infusión para la disentería.

Es rica en vitamina C y tiene vitamina A. También contiene yodo, calcio, cobre, sodio, níquel, zinc y manganeso.

amígdalas
bronquitis
catarro
difteria
disentería
escorbuto
garganta, estreptococos
garrotillo
gripe
inflamaciones
laringitis
mucosidad
problemas de riñones
pulmón, congestión
resfrío
reumatismo
tosferina

WILD CHERRY (CEREZA SILVESTRE)

(*Prenus Virginiana*)

Parte usada: corteza

Es considerada como expectorante. Muy valioso para catarros.Contiene un aceite volátil que actúa como un estimulante del canal alimenticio, el cual ayuda a la digestión. Se usa como tonificante para la convalecencia. Regula el organismo entero.

Es benéfico para enfermedades bronquiales causadas por la acumulación de flema endurecida.

asma
bronquitis
catarro
diarrea
dispepsia
escrófula
espasmos
estómago irritado
fiebre alta
flema, fluidifica, afloja
gripe
inflamaciones
lombrices, intestinos
mucosidad endurecida
palpitaciones
presión alta
resfríos
tos, alivia
tuberculosis
vesícula
vista

WILD LETTUCE (LECHUGA SILVESTRE)

(*Lactura Virosa*)

Parte usada: toda la planta

Aumenta el flujo de la orina y calma la piel reseca y partida. Los indios la usaban como un té para lactancia.

Las hojas contienen propiedades sedantes que actúan como la morfina, pero más suave. Las hojas secas son usadas para dar sueño y tratar enfermedades severas de los nervios.

Los indios usaban el jugo de la planta para aliviar el dolor de la hiedra venenosa.

asma espasmódica
bronquitis
calambres
cólicos
diarrea
dolores crónicos
enfermedades nerviosas
espasmos
hidropesía
insomnio
lactancia
tos
tosferina

WILD YAM (CAMOTE SILVESTRE)

(*Dioscoreus Villosa*)

Parte usada: raíz

Se usa en las fórmulas de equilibrio glandular para tratar las náuseas durante el embarazo. Se dice que es excelente para evitar abortos y para las contracciones del útero durante todas la etapas del embarazo. Se usa para el dolor de cálculos en la vesícula, relaja los músculos y calma los nervios.

artritis
asma espasmódica
bronquitis
catarro estomacal
cólera
cólicos biliosos
dolores musculares
espasmos intestinales
forúnculos
gas
hipo espasmódico
ictericia
inflamación del estómago
menstruación, espasmos
náusea (embarazo)
nerviosismo
neuralgia
problemas del hígado
reumatismo
sarna
tos convulsiva
tosferina

WILLOW (SAUCE)

(*Salix*)

Parte usada: corteza

Es valioso como un sedante para los nervios que no deprime. Funciona como la aspirina, pero es suave al estómago. La bebida amarga se hace de la corteza machacada y ramas de sauce en agua y se puede usar en escalofríos y fiebres; y es un substituto de corteza de chinchona. El extracto de la corteza de sauce ayuda a limpiar y a sanar los ojos infectados o inflamados. Ha sido llamada una de las plantas esenciales de primeros auxilios. Es fuerte pero sus propiedades antisépticas son benignas para heridas infectadas, úlceras o eczema.

acidez estomacal

amigdalitis

callos

caspa

derrames

diabetes

diarrea

disentería

dolor de cabeza

dolor de ovarios

dolor

dolor de oídos

eczema

escalofrío

fiebre del heno

fiebres

gota

gripe

heridas

impotencia

infección

inflamación

lombrices

músculos adoloridos

nerviosismo

neuralgia

resfrío

reumatismo

sexual, reducir apetito

sudor nocturno

ulceraciones

WINTERGREEN (GAULTERIA)

(*Gaultheria procumbes*)

Parte usada: hojas, aceite

Es muy valiosa cuando se usa en dosis pequeñas. Es un estimulante para el estómago, corazón y respiración y sus efectos penetran en todas las células. Actúa en la causa del dolor.

Como té o en parches calientes, se usa para dolor de cabeza, dolores reumáticos, ciática, dolores de coyunturas y músculos. La infusión puede usarse para hacer gárgaras para los dolores de garganta, y como ducha o chorro de agua para la leucorrea.

Externamente el aceite de Gaulteria es usado para el reumatismo, mezquinos, callos, quistes y para tatuajes en la piel.

ciática
diabetes
difteria
dolencias
dolores
dolores de cabeza
fiebre reumática
garganta, gárgaras
gases
gota
infecciones micóticas
inflamación
jaquecas
leucorrea
lumbago
migraña
quistes

WITCH HAZEL (HAMAMELIS)

(*Hamamelis virginiana*)

Parte usada: corteza

Se usa externamente como extracto de alcohol para picaduras de insectos, várices quemaduras, hemorroides y heridas. También ha sido usada internamente para detener derrames en los pulmones, útero y otros órganos internos. Se usa como enjuage bucal para las encías que sangran y para inflamaciones de boca y garganta. Se dice que no es dañina y tiene una acción suave.

Hamamelis contiene vitaminas C, E, K y P. Contiene yodo, manganeso, zinc, cobre y selenio.

cortaduras
disentería
encías
escaldaduras
hemorragias
heridas
lumbago
menstruación excesiva
músculos adoloridos
ojos, bolsas debajo de
picaduras
quemaduras
tuberculosis
urticaria
zumaque

diarrea
dolencias
enfermedades venéreas
hemorragias, uso interno
hemorroides
hinchazones
membranas mucosas
moretones
nerviosismo
picaduras de insectos
problemas urinarios
sinusitis
tumores
venas varicosas

WOOD BETONY (BETÓNICA)

(*Betonica officinalis*)

Parte usada: la hierba

Es un sedante efectivo para niños y tranquilizante para adultos. Se usa para dolores faciales y de cabeza.Limpia las impurezas de la sangre, abre las partes congestionadas del hígado y bazo. Es efectiva para muchas enfermedades, preserva el hígado y ayuda a evitar enfermedades epidémicas.
La betónica contiene magnesio, manganeso y fósforo.

acidez estomacal
convulsiones

asma bronquial
corazón, estimulante

delirios
desmayos
diarrea
dolores de cabeza (jaqueca)
espasmos estomacales
gota
ictericia
intestinos
lombrices
nerviosismo
parálisis
problemas del hígado
riñones
sudor nocturno
vejiga

derrames internos
desvaríos
dolores
epilepsia
fiebres
histeria
indigestión
locura
migraña
neuralgia
parásitos
pulmones congestionados
sangre (mejora)
transpiración

WORMWOOD (AJENJO)

(*Artemisa absinthium*)

Parte usada: la hierba, hojas

El ajenjo se usa para condiciones del sistema digestivo como el estreñimiento y la indigestión. Estimula el sudor para cortar fiebres y para la acidez estomacal. Es efectivo para fomentar la menstruación y tiene un efecto estimulante en la circulación uterina. Da mejores resultados cuando se usa brevemente y en cantidades pequeñas. Rara vez se da a los niños. Puede usarse interna o externamente para detener la calvicie. Contiene complejo B y vitamina C., manganeso, calcio, potasio, sodio y trazas de cobalto y estaño.

apetito, aumenta
ayuda a la digestión

circulación de la sangre
cólicos menstruales
debilidad
dolor de oídos
dolores de parto, alivia
estómago, problemas
estreñimiento
fiebre
gota
hidropesía
ictericia
insectos, repelente
lombrices
menstruación, promueve
náuseas de embarazo
náuseas
obesidad
ponzoña, elimina
problemas del riñón
problemas femeninos
reumatismo
tónico
vesícula

YARROW (MILENRAMA)

(*Achilea milefolium*)

Parte usada: flores

Se usa como tónico para regular la función del hígado. Regula las membranas mucosas del estómago e intestinos y alivia al sistema endocrino. Limpia la sangre y abre los poros, lo que permite la transpiración para eliminar impurezas y aliviar los riñones. Las hojas son efectivas en primeros auxilios para la coagulación de cortes y raspaduras. Es una de las hierbas más valiosas y de más usos. Recientemente se ha mencionado que tiene propiedades anti-cancerosas. Contiene vitamina A, C, E y F y algo de K., magnesio, cobre, potasio, yodo y hierro.

abrasiones	almorranas
apetito, aumenta	bronquitis
cabello, evita caída	calambres
cáncer	cortaduras
derrame nasal	diarrea, niños
dolor de cabeza	enfermedad de bright
epilepsia	fiebre
fiebre intermitente	garganta inflamada
gripe	hemorragia intestinal
hemorragia pulmonar	histeria
ictericia	inflamaciones
malaria	moretones
neumonía	pezones adoloridos
pleuresía	problemas estomacales
quemaduras	resfrío
retención de orina	sangre, depura
sarampión, limpiador	sudor, promueve
tifoidea	transpiración, obstrucción
úlceras	vejiga
viruela	viruela loca

YELLOW DOCK (ACEDERA)

(*Rumex crispus*)

Parte usada: raíz

La acedera es un astringente, purifica la sangre y es útil en tratamiento de enfermedades de la sangre y dolencias crónicas de la piel. Es una de las mejores hierbas reconstituyentes de la sangre. Estimula la eliminación, mejora el fluido de la bilis y actúa como un laxante.

Es un tónico nutritivo rico en hierro y es muy útil en tratamientos de anemia. Alimenta el bazo e hígado, siendo así efectiva en tratamientos de la icteria, problemas linfáticos y erupciones de la piel. Es rica en hierro y fácil de digerir. Es rica en vitaminas A, y C, manganeso y níquel.

anemia	bazo
bronquitis crónica	cáncer
comezón	dispepsia
escorbuto	estomacales, problemas
estreñimiento	femenina, debilidad
hemorragia pulmonar	hemorragia intestinal
hígado, congestión	lepra
leucemia	linfáticos, problemas
oídos, infección	párpados ulcerados
piel, problemas	reumatismo
sangre, enfermedades	sangre, purifica
tiroides, glándula	tumores
úlceras	vejiga
vesícula	

YERBA SANTA

(*Eriodictyon californicum, Benth.*)

Parte usada: hojas

Se usa para congestiones bronquiales. Es excelente en remedios para enfermedades del pecho (agudas y crónicas). Purifica la sangre y estimula las secreciones salivales y digestivas. Los indios la usaban en cataplasma usando las hojas secas o frescas para la piel partida y no partida. Alivia el dolor del reumatismo, extremidades cansadas y para hinchazones y dolencias.

asma	catarro
congestión nasal	congestión de la vejiga
congestión bronquial	diarrea
disentería	dolor de garganta
dolores estomacales	fiebre del heno
fiebre	gripe
hemorroides	inflamación
inflamación, vesícula	laringitis crónica
nariz (descarga)	problemas del riñón
resfrío	reumatismo
tos	vómito

YUCCA

(*Yuca Clauca*)

Parte usada: raíz

La yuca fue usada por, los indios del suroeste para enfermedades de la piel, erupciones y úlceras difíciles de curar. Se usa en incisiones, para cortar la hemorragia y ayudar a evitar inflamación. La raíz se usa como cataplasma para quebraduras, torceduras y reumatismo.

Las propiedades de la yuca que ayudan a la artritis y el reumatismo se deben a su alto contenido en saponinas (precursores de la cortisona). Se cree que las saponinas de la yuca mejoran la habilidad del cuerpo de producir su propia cortisona abasteciendo los materiales necesarios a las glándulas suprarrenales.

La raíz tiene un alto contenido en vitaminas A, complejo B, algo de C, calcio, potasio, fósforo, hierro, manganeso y cobre.

artritis

caspa

enfermedades venéreas

inflamación interna

problemas del hígado

purifica la sangre

reumatismo

bursitis

enfermedad de Addison

gonorrea

irritaciones de la piel

problemas de la piel

reduce el colesterol

vesícula

SECCIÓN VII

LA ARMONÍA NATURAL DE LAS COMBINACIONES HERBÁCEAS

Las combinaciones de hierbas desempeñan más de una función, ya que distintas substancias trabajan juntas en una manera armoniosa y cuando se toman por un período de tiempo, condicionan reflejos curativos naturales del cuerpo, que producen efectos comparables a medicinas específicas sin ser drásticas y sin producir efectos secundarios inesperados.

Esto es posible porque las hierbas estimulan reflejos neuroquímicos que, con el tiempo, actúan automáticamente, aún cuando éstas se hayan dejado de tomar. La ventaja de estas combinaciones es que hacen que el cuerpo se recupere por sí solo y no sea susceptible al mismo problema durante o después de la convalecencia.

A diferencia de las medicinas ortodoxas, que tratan los síntomas, las combinaciones herbáceas actúan en la raíz de la enfermedad y tratan las causas. Las combinaciones que siguen han sido usadas con gran éxito en todo el mundo. He oído historias de cientos de personas que se han beneficiado al usar las siguientes combinaciones.

SECCIÓN VIII

COMBINACIONES HERBÁCEAS

En algunos casos habrá más de una combinación. He mencionado otros usos los cuales se aplican igual o mejor que las enfermedades que aparecen en el título. En muchos casos, mucho mejor.

Después de "otros usos", he incluido alimentos importantes para el apoyo del organismo en los casos de las enfermedades mencionadas; estos alimentos incluyen las vitaminas, minerales y comidas que brindan al cuerpo ciertos beneficios especiales. Además he indicado la medicina que los doctores ortodoxos usualmente recetan y sus posibles efectos secundarios.

ALERGIAS

Alergia es una reacción de las células del cuerpo a ciertos materiales exteriores. Una persona alérgica puede ser sensitiva a una o muchas alergias. Estas puede ser productos en suspensión en el aire, comidas, medicinas, infecciones, contacto con agentes físicos y alergias mentales en las cuales una reacción emocional puede causar fiebre del heno, asma, náusea, hipertensión, fatiga, etc.

Algunos doctores dicen que las alergias se deben a la excesiva acumulación de impurezas en el organismo causada por una dieta inadecuada, la cual activa las toxinas en el cuerpo.

COMBINACIONES HERBÁCEAS

NO. 1

CARDO BENDITO — purifica la sangre, da fuerza a los pulmones y afloja la flema.

CIMÍFUGA — relaja el sistema nervioso y alivia los espasmos.

ESCUTELARIA — calma los nervios, sedante natural, bueno para dolores de cabeza.

VENCETóSIGO — elimina las toxinas a través de los poros, afloja las mucosidades del organismo.

NO. 2

SELLO DE ORO — antibiótico para membranas congestionadas, reduce la hinchazón, limpia el organismo.

PIMIENTO ROJO — estimula el organismo, descongestiona, desinfecta, aumenta el poder de las otras hierbas.

PEREJIL — es un tónico efectivo para el sistema urinario; aumenta la resistencia a las infecciones.

TÉ DEL DESIERTO — purifica la sangre, descongestiona, alivia los espasmos en la respiración.

MALVAVISCO — reduce la mucosidad de los pulmones, sana, calma y relaja los conductos bronquiales.

CHAPARRAL — restaura las glándulas, ayuda al sistema linfático e intestinos, antiséptico, regula el organismo.

LOBELIA — estimulante, elimina las obstrucciones en el cuerpo, actúa como expectorante, alivia espasmos.

BARDANA — purifica la sangre y la linfa, piel y sistema urinario, elimina toxinas a través de las glándulas sudoríparas.

OTROS USOS

asma
apoyo dietético
bronquitis
fiebre del heno
infecciones
mucosidad excesiva
resfríos
sinusitis
vías respiratorias superiores

APOYO ALIMENTICIO

El comer una comida a la vez ayuda a identificar las alergias si es que éstas se deben a las comidas. Un ayuno corto puede ser útil para limpiar el organismo y librar al cuerpo de las toxinas acumuladas.

VITAMINA A y ZINC — trabajan juntos para aumentar los anticuerpos.

COMPLEJO B — Necesario para la vitalidad, energía mental y nervios.

VITAMINA B12 y B6 — Son vitales en la formación de anticuerpos.

VITAMINA C y ÁCIDO PANTOTÉNICO — producen hormonas que protegen contra las alergias.

VITAMINA D — Ayuda en la absorción de calcio.

VITAMINA E — Protege las células contra las alergias.

CALCIO — Trabaja para la utilización de las enzimas.

MINERALES — Una dieta de minerales equilibrada ayudará a eliminar las alergias.

POLEN DE ABEJA — Alergias como asma o fiebre del heno han sido causadas por polen en el sistema respiratorio. El polen de abeja ingerido por el sistema digestivo aumenta la inmunidad, actuando como una barrera contra del polen inhalado. Empiece con cantidades pequeñas.

LEVADURA DE CERVEZA, JUGO DE UVA y GERMEN DE TRIGO LICUADOS — Una bebida que ayuda al cuerpo fortaleciendo las células y deteniendo los microbios. Es un inmunizador natural.

ARROZ MORENO — Es llamado no-alérgico. Debido a que es bajo en fibra es fácil de absorber por las glándulas.

FRUTAS — Frutas con pepa o hueso (albaricoques, duraznos, ciruelas, nectarinas) crean un antibiótico natural en la sangre que da resistencia y limpia el organismo, calmando las alergias.

AJO — Comer ajo fresco es una manera natural de combatir las alergias, gripes y espasmos bronquiales.

MIEL (cruda) — Ha sido efectiva en tratamientos del 90% de todas las alergias. La miel contiene todo el polen en polvo y moho que causa el 90% de las alergias (Carlson Wade's Bee Polen and your Health).

NUECES — Ricas en proteínas, grasas no saturadas, minerales, vitaminas y enzimas que revitalizan, para fortalecer la sangre contra alergias.

EVÍTENSE — Productos derivados del trigo, comida enlatada, productos lácteos, frutas cítricas (muy maduras), azúcar y sal.

MEDICAMENTO ORTODOXO RECETADO

PREDNISONE ha sido recetado para la fiebre del heno. Es un medicamento tipo corticoide que se debe dejar de tomar despacio para que el cuerpo desarrolle su propia producción.

Efectos secundarios

agotamiento de calcio

cataratas
depresión
dolores de estómago
indigestión
infecciones, susceptibilidad
retención de agua
úlceras

ANEMIA

Anemia es la reducción de los glóbulos rojos que circulan en la sangre. Algunos síntomas relacionados con anemia severa son: debilidad, vértigos, dolores de cabeza, zumbido de oídos, manchas debajo de los ojos, irritabilidad, psicosis y fatiga. La anemia trae frecuentes infecciones o enfermedades en todo el cuerpo.

Puede ser causada por infecciones frecuentes en todo el cuerpo. También puede ser causada por la absorción deficiente de nutrientes o por la pérdida de demasiada sangre durante la menstruación o úlceras.

COMBINACIONES HERBÁCEAS

NO. 1

BETARRAGA — Limpia y estimula el hígado y el bazo.

ACEDERA — rica en hierro natural, purifica y reconstituye la sangre.

FRESA — rica en hierro y vitamina C. Regula el organismo, ayuda a reducir el ácido úrico.

LOBELIA — usada con otras hierbas tiene un poder relajante y elimina mucosidades del organismo.

BARDANA — rica en hierro, buena para la sangre. Limpia la sangre de ácidos venenosos.

ORTIGA — rica en hierro, alimenta la sangre, regula todo el organismo.

GORDOLOBO — alto nivel de hierro, calma los nervios, elimina el dolor, elimina mucosidades del organismo.

OTROS USOS

calambres
convulsiones
energía
esclerosis múltiple
fatiga
glándula pituitaria
Parkinson (enfermedad)
riñones
senectud

AYUDAS DIETÉTICAS

COMPLEJO B — especialmente B6, B12 ayuda a la producción de glóbulos rojos.

VITAMINA C — Ayuda a la absorción y retención del hierro.

VITAMINA E — necesaria para tener glóbulos rojos saludables.

PABA — efectiva en la formación de glóbulos, especialmente glóbulos rojos.

COBRE — vital para la sangre, al igual que el hierro.

ÁCIDO FÓLICO — ayuda en la formación de proteínas del metabolismo.

HIERRO — enriquece la sangre, desarrollo de glóbulos rojos.

PROTEÍNA — alimenta las células y ayuda al metabolismo.

MANZANA — fortalece la sangre, proporciona vitaminas y minerales.

ALBARICOQUE — rico en hierro y cobre, bueno para la anemia.

BANANA — rica en potasio y vitaminas.

PECHUGA DE POLLO — completa en proteínas.

BEBIDA DE CLOROFILA — ricas en clorofila la cual es similar a la sangre humana.

FRIJOLES Y CHÍCHAROS SECOS — ricos en proteína.

YEMA DE HUEVO — rica en proteína.

FRUTAS — crudas y frescas.

ZARZAMORA — limpia la sangre, buena para la anemia.

GRANOS ENTEROS — cebada, mijo, trigo sarraceno y harina de maíz. Tienen proteínas naturales y vitaminas del complejo B, creando bulto en los intestinos y alimentando las células y la sangre.

NUECES Y SEMILLAS — girasol, sésamo, almendras crudas. Ricas en proteínas, vitaminas y minerales, con grasas no saturadas y enzimas para fabricar la sangre.

VEGETALES — Verdes, con hojas. Germinado de mostaza, col, hojas de betarraga, espinacas. Ricas en enzimas y clorofila.

VERDURAS AMARILLAS — ricas en enzimas, y trabajan como un limpiador natural.

MEDICAMENTO ORTODOXO RECETADO

Se han recomendado inyecciones de hígado y hierro para la deficiencia de hierro y anemia y para ciertas deficiencias alimenticias. Se añaden antiácidos compuestos de hierro para aumentar su absorción.

Posibles efectos secundarios

artritis
diarrea
estreñimiento
irritación gastrointestinal
náusea

ARTRITIS

Se define como la inflamación y dolor de las articulaciones, usualmente acompañada de cambios estructurales. Los 2 tipos principales son osteoartritis y artritis reumatoide. La osteoartritis se desarrolla por el desgaste constante de los cartílagos de las articulaciones. Los síntomas son: tensión y dolor de las articulaciones en clima húmedo, en las mañanas o después de mucho ejercicio. La artritis reumatoide afecta todo el cuerpo, no solamente las articulaciones. Usualmente la tensión emocional inicia esta enfermedad. La artritis destruye los cartílagos y tejidos de las articulaciones y algunas veces la superficie de los huesos.

Síntomas: incluyen hinchazón y dolor en las articulaciones, fatiga, anemia, pérdida de peso y fiebre.

Más de 50 millones de norteamericanos sufren de artritis. El ejercicio es importante para su prevención y tratamiento.

COMBINACIÓN HERBÁCEA

NO. 1

BROMELAIN — ayuda a la tensión del dolor, reduce la inflamación y la hinchazón.

YUCA — agente limpiador, precursor de la cortisona sintética.

CONSUELDA — limpia y purifica el organismo.

ALFALFA — contiene alcaloides para el dolor y nutrientes para fortalecer el cuerpo.

CIMÍFUGA — alivia el dolor y el estado ácido de la sangre.

MILENRAMA — limpia la sangre y alivia el hígado.

PIMIENTO ROJO — estimulante, equaliza la circulación y aumenta el efecto de otras hierbas.

CHAPARRAL — disuelve el ácido úrico acumulado y actúa como un antiséptico.

LOBELIA — ayuda a remover las obstrucciones del organismo y relaja.

BARDANA — reduce la hinchazón de articulaciones y nudillos.

CENTAURA — purifica la sangre. Buena contra el reumatismo muscular.

NO. 2

HORTENSIA — actúa como cortisona, tiene el mismo poder limpiador que el chaparral.

TÉ DEL DESIERTO — purifica y normaliza la presión de la sangre.

CHAPARRAL — tiene propiedades similares a las de la trementina; penetra profundamente en los músculos y paredes de los tejidos.

YUCA — contiene saponinos que descomponen las impurezas orgánicas como en el caso del ácido úrico.

CIMÍFUGA — es un antídoto natural contra el veneno dentro del cuerpo.

PIMIENTO ROJO — circula por todo el cuerpo. Aumenta el poder de las otras hierbas.

NOGAL NEGRO — contiene antisépticos con propiedades curativas. Quema el exceso de toxinas.

VALERIANA — actúa contra el veneno. Tiene propiedades poderosas para relajar los nervios.

ZARZAPARRILLA — estimulante para fomentar el metabolismo, aumenta la circulación en las articulaciones reumáticas.

LOBELIA — valiosa para disolver obstrucciones en cualquier parte del organismo.

ESCULETARIA — Ayuda a eliminar el ácido úrico que afecta al sistema nervioso en reumatismo o neuritis.

BARDANA — purifica la sangre, promueve la función de los riñones para eliminar de la sangre los ácidos dañinos.

LECHUGA SILVESTRE — tiene un efecto sedante.

AJENJO — ayuda a la acidez estomacal, es un tónico para el estómago.

OTROS USOS

bursitis
calcificación
gota
neuritis
purifica la sangre
reumatismo

APOYO ALIMENTICIO

VITAMINA A — ayuda a combatir la infección.

VITAMINA B — ayuda en la asimilación de carbohidratos.

VITAMINA C — (rutina y riboflavina) fortalece las paredes capilares, previene su rompimiento, que causa dolor, hinchazón y hemorragias. Tómese en grandes cantidades si se toma con aspirina.

HISTEDINA — (aminoácido natural) desinflamante de la artritis reumática.

FRUTAS Y VERDURAS CRUDAS — alimentan las glándulas y producen hormonas.

DIETA BAJA EN SAL — la sal es tóxica y causa la retención del agua en los tejidos.

CALCIO — la combinación de consuelda, cola de caballo, avena sativa y lobelia es muy útil.

HIERRO, B12 Y ÁCIDO FÓLICO — útiles para la sangre.

BEBIDAS VERDES — contienen clorofila, la cual actúa sobre las bacterias y descompone las toxinas.

BROTES — contienen proteínas de calidad sin causar que el ácido úrico se acumule. Tiene muchas enzimas, vitaminas, minerales y energías.

ACEITE DE HÍGADO DE BACALAO — contiene vitamina D, lubrica las articulaciones y cartílagos.

EJERCICIO — ayuda a prevenir y tratar artritis porque las articulaciones que no se usan tienden a ponerse rígidas.

AYUNO POR VARIOS DÍAS — use un alimento a la vez para determinar la causa del dolor. Las alergias a las comidas causan casi todos los casos de artritis y pueden ser debidas a productos químicos y alimentos no naturales. El doctor Welch empezó a trabajar con monodietas (dietas de una comida a la vez) hace 57 años.

FRUTAS Y VERDURAS — evite las frutas ácidas, especialmente el limón.

MIEL ORGÁNICA Y LEVADURA — estimulan las glándulas suprarrenales, rejuvenecen las articulaciones y restauran la movilidad de los miembros y dedos rígidos.

PROTEÍNAS DE GRANOS INTEGRALES, NUECES Y SEMILLAS -Contienen proteínas de calidad ricas en vitaminas, minerales y aminoácidos, sin que se acumule el ácido úrico. Es mejor comerlas junto con vegetales de color verde y deben masticarse vigorosamente.

TE TAHEEBO — ha ayudado a mucha gente a eliminar la artritis. Limpia la sangre y fortalece el cuerpo.

SUERO DE LECHE — rico en sodio. Purifica la sangre y previene depósitos de calcio en las arterias.

MEDICAMENTO ORTODOXO RECETADO

ASPIRINA — en grandes dosis (de 16 a 20 diarias)

Efectos secundarios comunes

acidez
derrame intestinal
dolor de estómago

náusea
úlceras estomacales
vómito
zumbido de oídos

CORTISONA — es una medicina esteroide. Recetada para aliviar las partes inflamadas del cuerpo.

Efectos secundarios comunes:

agotamiento de calcio
depresión
desequilibrio de electrolitos
psicosis
retención de agua
susceptibilidad a las infecciones
úlceras estomacales

VEJIGA

La cistitis es una inflamación de la vejiga urinaria, común en las mujeres, causada por bacterias que ascienden desde la abertura urinaria o por orina infectada enviada de los riñones a la vejiga. Los síntomas son: urgencia, dolor al orinar, dolor en el abdomen y espalda. Pueden ocurrir fiebres.

COMBINACIÓN HERBÁCEA

NO. 1

BAYAS DE ENEBRO — limpia mucosidades de la vejiga y riñones, fortalece los nervios. Rica en vitamina C.

PEREJIL — rica en potasio, da tono muscular a la vejiga y aumenta el flujo de la orina.

GAYUBA — beneficiosa para la infección de los riñones y vejiga, da fuerza y tono a la vía urinaria.

DIENTE DE LEÓN — muy nutritivo, neutraliza el ácido úrico y abre los conductos urinarios.

MANZANILLA — fortificante, calma los nervios, ayuda a la eliminación a través de los riñones.

OTROS USOS

diurético
fiebres
incontinencia infantil
problemas de riñones
problemas para orinar

APOYO ALIMENTICIO

VITAMINA A — combate infecciones

COMPLEJO B — ayuda al tono muscular del hígado y tracto gastrointestinal.

VITAMINA C — combate infecciones, limpia infecciones.

VITAMINA D — ayuda a mantener estable al sistema nervioso.

VITAMINA E — esencial para las funciones del hígado.

ÁCIDO PANTOTÉNICO — se necesita para mantener saludable al tracto digestivo.

AGUA PURA — necesaria para mantener las células limpias.

VINAGRE DE MANZANA — limpia y alimenta la vía urinaria.

ESPÁRRAGO — contiene esparraguina, la cual actúa como un estimulante para las funciones del riñón. El jugo de espárrago reduce el ácido oxálico en los riñones.

JUGO DE REMOLACHA — limpia las toxinas del riñón y restaura su función natural.

JUGO DE CEREZA — ayuda a detener la micción continua, ayuda a aliviar la infección.

PELO DE MAÍZ — limpia la vejiga y despeja las infecciones.

AJO — combate la infección.

MIEL — absorbe y condensa la humedad alrededor de ella, ayudando a niños a retener el fluido durante el sueño y prevenir incontinencia. Actúa como sedante.

JUGO DE ARÁNDANO Y MANZANA — use el arándano fresco y mezclado con miel.

JUGO DE LIMÓN — puede disolver las piedras del riñón.

PEREJIL — diurético natural, que puede disolver los cálculos y piedras de los riñones.

SEMILLAS DE CALABAZA — ricas en proteína vegetal.

SEMILLA DE SANDÍA — estimula los riñones, dilata las arterias y mejora la función de los riñones.

TÉS, DE CINARRODÓN, PEREJIL, MENTA, HIERBA GATERA, MANZANILLA — calman, relajan y curan.

BERRO — diurético natural. Puede ser alternado con la sandía, un día cada uno.

MEDICAMENTO ORTODOXO RECETADO

NITROFURANTOIN — recetado para infecciones urinarias.

Efectos secundarios comunes:

diarrea
dolores de pecho
escalofrío
fiebres
náusea
pérdida del apetito
problemas al respirar
tos

Efectos menos comunes:

adormecimiento
dolores de cabeza
mareos
vértigo

PURIFICACIÓN DE LA SANGRE

La sangre se vuelve impura usualmente por el mal funcionamiento del hígado e intestinos, digestión defectuosa o problemas de las glándulas linfáticas, que pueden causar acumulación de impurezas en la sangre.

La cantidad de toxinas en la sangre y el grado de resistencia a la enfermedad varía en cada persona. Cuando se acumula un exceso de toxinas en el organismo, causan enfermedades. La causa puede ser comer demasiada comida no saludable como carnes rojas, productos de azúcar blanca, productos de harina blanca, café y bebidas de cola. Así mismo, impurezas en el aire, aditivos en las comidas y toda clase de medicinas, pueden ser la causa de la sangre impura.

COMBINACIÓN HERBÁCEA

NO. 1

ACEDERA — tónica, rica en hierro, nutre el hígado y bazo.

DIENTE DE LEÓN — limpia toxinas del hígado, purifica y limpia la sangre, rica en vitaminas y minerales.

BARDANA — purifica la sangre, fomenta las funciones del riñón y despeja la sangre de ácidos dañinos.

REGALIZ — da energía y elimina el exceso de líquidos en los pulmones y garganta.

CHAPARRAL — penetra en los músculos y en las paredes de los tejidos, limpiando el organismo de impurezas tóxicas.

TRÉBOL ROJO — elimina toxinas, tónico con minerales y vitaminas, con gran cantidad de hierro y vitamina A.

AGRACEJO — fomenta la bilis en el hígado para limpiar la sangre, extrae materia tóxica del estómago e intestinos.

CÁSCARA SAGRADA — laxante inocuo, estimula las secreciones del sistema digestivo.

MILENRAMA — abre los poros, purifica la sangre y normaliza la circulación.

ZARZAPARRILLA — contiene propiedades estimulantes, notables por acelerar el metabolismo.

NO. 2

REGALIZ — da energía, expectorante, elimina el exceso de líquido en los pulmones y garganta.

Trébol Rojo-Tónico sedante para el agotamiento de los nervios, antídoto para el cáncer.

ZARZAPARRILLA — buen limpiador, equilibra las glándulas, estimula el mecanismo de defensa del cuerpo.

CÁSCARA SAGRADA — es un laxante efectivo y seguro nutre la pitituaria para segregar hormonas.

MAHONIA — purifica la sangre, estimula la bilis para ayudar a la digestión, tónico para todas las glándulas.

CHAPARRAL — antiséptico, limpia profundamente los tejidos, potente curación, mata bacteria.

BARDANA — excelente para purificar la sangre, elimina impurezas tóxicas a través de las glándulas sudoríparas.

ESPINO CERVAL — estimula la bilis y alivia el tracto gastrointestinal.

ESPINO — cura el organismo, aumenta la circulación.

DURAZNO — da fuerza al sistema nervioso, estimula el flujo de la orina, contiene propiedades curativas.

ESTILINGIA — extrae toxinas, estimula el hígado y las glándulas.

OTROS USOS

ácido úrico (acumulación)	acné
amígdalas	anemia
artritis	bazo
cáncer	colon
comezón	diabetes
dolores de gangrena (limpieza)	eczema
enfermedades venéreas	erisipela
erupciones	escorbuto
estreñimiento	fiebre
forúnculos	glándulas linfáticas
hígado	ictericia
infecciones	manchas de la vejez
páncreas	picaduras de insectos
problemas de la piel	purifica la sangre
reumatismo	sarpullido
soriasis	tiña
tumores	úlceras bucales, limpia
urticaria y zumaque	zumaque

APOYO ALIMENTICIO

VITAMINA A — aumenta el crecimiento y reparación de los tejidos del cuerpo.

COMPLEJO B — importante contra el estrés y para la curación de los nervios.

VITAMINA C Y RUTINA — promueve la salud de los vasos capilares.

VITAMINA D — mejora la absorción del calcio y fósforo en la corriente sanguínea.

VITAMINA E — dilata los vasos capilares, para un mejor flujo sanguíneo entre los tejidos musculares.

VITAMINA F — mejora la actividad del corazón y aumenta la circulación.

ALGA MARINA — rica en hierro orgánico.

LECITINA Y NIACINA — mejora el apetito, digestión, asimilación y eliminación.

REMOLACHA — rica en hierro y otros minerales

ACELGA — rica en hierro, ayuda a purificar la sangre.

CEREZAS (AGRIAS) — limpia la sangre.

AJO Y PIMIENTO ROJO — limpian la sangre de toxinas.

BEBIDA DE CLOROFILA — alfalfa, brotes, menta, consuelda y perejil en jugo de manzana; limpia la sangre.

JUGO DE ZANAHORIA Y APIO — contiene vitaminas y minerales para rejuvenecer el organismo.

LIMONES Y LIMAS — limpian el organismo de impurezas, neutralizan el exceso de ácido úrico, antiséptico natural.

PEREJIL — rico en hierro, limpia y ayuda en la producción de sangre con sus nutrientes.

ESPINACA — rica en hierro.

FRESA — ayuda a extraer venenos metálicos de la sangre.

BROTES — contienen enzimas vivas para la producción de sangre y para purificar el cuerpo.

GRANOS ENTEROS — trigo sarraceno y cebada, contienen proteínas y aminoácidos para resistir enfermedades.

Evite comer carne muerta para poder limpiar la sangre.

MEDICAMENTO ORTODOXO RECETADO

CYCLANDELANTE — dilata los vasos sanguíneos y trata la circulación deficiente.

Posibles efectos secundarios:

acidez estomacal
debilidad
dolor de cabeza
eructos
mareos
náusea y dolor de estómago
pálpitos del corazón
picazón en cara, dedos y pies
rubor (cara)
sudor
vértigo

REPARA HUESOS

Las siguientes hierbas han sido usadas con gran éxito para sanar los huesos. Estas hierbas son combinadas para ayudar de una manera natural en la curación de heridas y huesos rotos. Además sanan las abrasiones y quemaduras. Todas las hierbas en esta combinación contienen zinc. El zinc es esencial para la rápida la curación.

COMBINACIÓN HERBÁCEA

NO. 1

CONSUELDA — sana heridas y huesos y tiene efectos curativos en todo el organismo.

SELLO DE ORO — antibiótico natural con poderes curativos, corta la infección y contiene vitaminas y minerales que ayudan en la curación.

OLMO NEGRO — fortalece al cuerpo, alimenta y elimina las impurezas.

ZABILA — desintoxicante natural, elimina materias nocivas del cuerpo, cura y protege.

OTROS USOS:

Cataplasmas
Cortaduras
Forúnculos
Heridas
Huesos rotos
Quebraduras
Quemaduras
Raspaduras

APOYO ALIMENTICIO

VITAMINA A — ayuda a curar las heridas de la piel junto con potasio.

COMPLEJO B — provee energías diarias necesarias; soluble en agua, no se acumula en el cuerpo.

VITAMINA C — bioflavonoides, fortalece los vasos sanguíneos.

VITAMINA D — agente natural para coagular la sangre, da fuerza a los huesos; necesaria para la asimilar el calcio.

VITAMINA E — promueve la recuperación y alivia.

CALCIO — esencial para evitar quebraduras y para una curación rápida.

DOLOMITE — alimento de hueso y fuente natural de calcio, fósforo y magnesio.

ZINC — necesario para fortalecer los tejidos, acelera la curación.

BRÉCOL — contiene calcio y vitamina A.

GRANOS (CEREALES) — especialmente con brotes para perder exceso de mucosidad. Son ricos en calcio.

VEGETALES VERDES — alto contenido de calcio.

COL RIZADA, HOJAS — muy ricas en calcio.

PEREJIL — rico en calcio y otros minerales.

PROTEÍNA — fabrica y repara los tejidos.

SAUERKRAUT (CHUCRUT) — rico en calcio, sana y nutre.

SEMILLAS — de sésamo, alto contenido de hierro y calcio.

BROTES — contienen enzimas vivas que se asimilan rápidamente en el cuerpo.

SUERO DE LECHE, EN POLVO — rico en sodio, disuelve depósitos de calcio acumulado, y ayuda a disolver espolones o calcificaciones en las vértebras de la columna.

MEDICAMENTO ORTODOXO RECETADO

Las drogas pueden tener efecto en la fractura de los huesos. Los corticosteroides contribuyen a que los huesos se pongan quebradizos. Pacientes con huesos rotos que toman dolomite se dieron cuenta de que sus huesos se sanaron rápidamente.

Una excusa con la que doctores han justificado el uso prolongado del estrógeno es por prevenir la osteoporosis, una debilidad de los huesos que viene por la edad. Una dieta continua a base de calcio puede ayudar.

DEFICIENCIA DE CALCIO, HUESOS Y DIENTES

Los huesos sirven como almacén de sales minerales importante en la formación de los glóbulos rojos. Además dan forma y soporte al cuerpo. La deficiencia de calcio puede causar caries en los dientes, contracciones en los músculos, nerviosismo, agotamiento, insomnio, pérdida de resistencia a las infecciones, mala circulación, bronquitis, resfríos y muchos otros síntomas. El consumir mucha carne conduce a un desequilibrio de minerales, es decir, exceso de fósforo y poco calcio, lo que conduce a la deficiencia de calcio y magnesio, la cual resulta en la pérdida de dientes por caries y piorrea.

Síntomas de deficiencia de calcio es el desarrollo deficiente de huesos y dientes, caries, raquitismo, irritabilidad, tétano, hemorragias, insomnio, espasmos musculares, dolor de espalda y piernas, asma y fiebre alta. Recientemente una investigación médica concluyó que la deficiencia de calcio es la mayor causa de la hipertensión.

COMBINACIÓN HERBÁCEA

NO. 1

CONSUELDA — rica en calcio y fósforo, limpia la sangre, provee calcio y fósforo para fortalecer los huesos.

COLA DE CABALLO — rica en sílice, ayuda a la circulación, rica en calcio, suelda fracturas.

AVENA SATIVA — rica en silicio, rica en calcio y fósforo, ayuda a prevenir enfermedades.

LOBELIA — tiene propiedades para sanar y elimina la congestión interna de los vasos sanguíneos.

NO. 2

CONSUELDA — alimenta la pituitaria, ayuda a fortalecer el cuerpo y esqueleto, es rica en calcio y fósforo.

ALFALFA — rica en vitaminas y minerales fáciles de asimilar alcalinizante para todo el organismo.

AVENA SATIVA — poderoso estimulante, fabrica materiales en el cuerpo, rica en calcio y silicio.

MUSGO IRLANDÉS — purifica y da fuerza a la estructura celular y fluidos vitales del cuerpo, es rico en calcio.

COLA DE CABALLO — cura fracturas, rica en sílice y selenio, fortalece los tejidos.

LOBELIA — su acción fortalece los músculos de las paredes de los vasos sanguíneos y fomenta la salud.

NO 3.

ROBLE BLANCO — ayuda a reducir la fragilidad de los capilares, es rica en vitamina B12, calcio y minerales.

CONSUELDA — fortalece el esqueleto, ayuda a equilibrar el calcio y el fósforo.

GORDOLOBO — alimenta y fortalece los pulmones, calma los nervios, ayuda a mantener en buenas condiciones las glándulas y el sistema linfático, tiene hierro, magnesio, potasio y azufre.

NOGAL NEGRO — tiene proteínas, sílice, es antiséptico, y sana el organismo.

MALVAVISCO — rico en calcio, actúa como diurético, tónico y calmante de los nervios.

REINA DE LOS PRADOS — alivia articulaciones, tónico, contiene vitaminas A y D.

AJENJO — ayuda en la digestión de proteínas y grasas, contiene complejo B y vitamina C.

LOBELIA — tiene poderes curativos con la habilidad de eliminar la congestión en los vasos capilares.

ESCULETARIA — fortalece los nervios, tiene calcio, potasio y magnesio.

OTROS USOS

alergia
arterioesclerosis
articulaciones
artritis
bochorno
bursitis
calambres
cartílagos
coagulación, sangre
colitis

convulsiones
dientes
dolencias
dolores de cabeza
dolores
embarazo
equilibrio hormonal
fracturas
gota
gripe
heridas
hipoglucemia
infecciones
insomnio
lactancia
menstruación (cólicos)
nervios
palpitaciones en el corazón
piel
presión alta
problemas femeninos
resfrío
retención de agua
reumatismo
úlceras
venas varicosas

APOYO ALIMENTICIO

VITAMINA A — esencial para dientes y huesos saludables.
COMPLEJO B — asiste al cuerpo en la absorción, nutre los tejidos.
VITAMINA B12 — da tono a los músculos y actúa como un estimulante alimenticio.

VITAMINA C — ayuda en la curación de fracturas, heridas y cicatrices en los tejidos.

VITAMINAS D — esencial para la absorción del calcio y fósforo.

VITAMINA E — extrae tejido cicatrizado (externo e interno).

COMPLEJO FLAVONOIDE — trabaja con la vitamina c para producir capilares saludables.

PABA — funciona en el metabolismo de las proteínas.

ÁCIDO CLORHÍDRICO — ayuda en la asimilación de minerales.

YODO — necesario para el desarrollo y crecimiento físico.

HIERRO — construye glóbulos rojos.

MAGNESIO — aumenta la flexibilidad de huesos y tejidos.

FÓSFORO — mantiene densidad en la estructura ósea.

PROTEÍNA — necesaria para la curación apropiada.

SÍLICE — da tono al organismo entero.

ALMENDRAS — ricas en calcio y proteínas.

FRIJOLES — contienen calcio y proteína.

LEVADURA — contiene vitaminas del complejo B, y actúa como estimulante en la nutrición general.

EJERCICIO — muy importante.

GRANOS ENTEROS — trigo sarraceno, nutre de proteínas para el desarrollo de células.

HORTALIZAS VERDES, MOSTAZA, NABO — son ricos en calcio.

KEFIR — ayuda a asimilar el calcio.

ALGA MARINA — rica en calcio.

MIJO — fácil de digerir; abundantes proteínas.

SEMILLA DE SÉSAMO — rica en calcio y proteína.

SEMILLA DE GIRASOL — cantidad moderada de calcio.

YOGURT — rico en calcio y fácil de digerir.

SUERO EN POLVO, DE LECHE — ayuda en el equilibrio del sodio y calcio para prevenir los depósitos de calcio.

MEDICAMENTO ORTODOXO RECETADO

LECHE — se recomienda. El chocolate interfiere en la absorción del calcio. Poner chocolate en la leche puede arruinar el propósito de la absorción del calcio.

Estudios recientes han indicado que el comer mucha carne conduce a una deficiencia severa de calcio.

Mucha gente mayor pierde la habilidad de digerir la leche, ocasionando gases, indigestión y diarrea (ésto se puede evitar con "Lact-Aid", que ayuda a digerir el azúcar de la leche).

LIMPIEZAS

Las hierbas pueden muy útiles en programas de limpieza interna. Un régimen para limpiar es muy importante, ya que ayuda a librar el organismo de la acumulación de toxinas por causa de las comidas no saludables, por la contaminación, drogas, o enfermedades que causan putrefacción en el estómago e intestinos. Éstas pueden causar acumulación de impurezas en la orina y en la corriente sanguínea.

Este exceso de impurezas que no son eliminadas, pueden convertirse en materia sólida. Muchos especialistas de nutrición recomiendan usar las hierbas para desocupar los intestinos antes de empezar un ayuno. Los enemas pueden ser muy útiles. La acumulación de materias tóxicas en las paredes del colon empiezan a pudrirse y forman tóxicos nocivos, los que envenenan todas las partes del cuerpo, produciendo cansancio, náusea, depresión, e incapacidad para efectuar las funciones diarias necesarias. Una limpieza completa del colon es necesaria para librar al cuerpo de enfermedades.

COMBINACIÓN HERBÁCEA

NO. 1

GENCIANA — fortalece el organismo, regula el estómago, limpia la sangre.

MUSGO IRLANDÉS — rico en minerales, fortalece al organismo, sana los tejidos de los pulmones y riñones.

SELLO DE ORO — limpia el organismo matando venenos.

CONSUELDA — alimenta la pitituaria, fortaleciendo al cuerpo. Desaloja mucosidad de los pulmones.

FENUGRECO — disuelve las mucosidades secas, cura infecciones, rico en vitaminas y minerales.

MANDRÁGORA — estimulante glandular poderoso, apoya a otras hierbas, ayuda a restaurar el hígado.

ALAZOR — limpia el colesterol, elimina las enfermedades gástricas, ayuda a las glándulas suprarrenales.

MIRRA — sana el colon y el estómago. Acelera la acción curativa, fomenta la corriente sanguínea.

ACEDERA — purifica la sangre, estimula la digestión, mejora la función del hígado.

EQUINÁCEA — limpia para la eliminación, mantiene las glándulas en orden, purifica la sangre.

NOGAL NEGRO — equilibra el nivel del azúcar, quema el exceso de toxinas en el organismo.

AGRACEJO — trabaja en el hígado ayudando libremente al flujo de bilis, elimina toda materia impura del estómago e intestinos.

DIENTE DE LEÓN — alimenta al cuerpo, destruye los ácidos en la sangre y elimina toxinas.

ST. JOHNSWORT — tonificante para el organismo, limpia de flemas al pecho y pulmones.

PAMPLINA — reduce el apetito, disuelve el sarro de los vasos sanguíneos, fortifica el estómago e intestinos.

HIERBA GATERA — fortalece en la fatiga, sedante para los nervios, libra al cuerpo de bacterias nocivas.

CYANI — tónico estimulante para el cuerpo, antiséptico para la sangre.

OTROS USOS

artritis
cáncer
colon
dolor
estreñimiento
lombrices
parásitos
problemas de la piel
toxinas
tumores

APOYO ALIMENTICIO

VITAMINA A — ayuda a reparar los tejidos del cuerpo.

VITAMINA C — desintoxica y fomenta vasos sanguíneos saludables.

VITAMINA D — ayuda a mantener saludables los huesos y dientes.

VITAMINA E — reduce el ácido úrico, dilata los vasos capilares, ayuda a que la sangre fluya más libremente.

SUPLEMENTO DE MINERALES — vital para un buen estado mental y físico.

ACIDÓFILOS — ayudan a limpiar los intestinos, producen vitaminas del complejo b.

CALCIO — ayuda en la producción de la sangre.

LECITINA — ayuda mantener las células saludables, reduce el nivel del colesterol en la sangre.

BEBIDAS DE CLOROFILA — limpian el cuerpo gracias a su contenido de clorofila.

JUGOS NO FILTRADOS DE MANZANA, ARÁNDANO Y UVA — nutren y limpian el cuerpo.

JUGO DE LIMÓN Y LIMA — con almíbar de arce, agregue un poquito de ajo en polvo y un poco de pimiento rojo; limpian la sangre.

CÁSCARA DE LIMÓN — contiene rutina, para fortalecer los capilares.

PAPAYA — limpia los intestinos.

TÉS DE HIERBAS — frambuesa, menta, taheebo, limpian el organismo.

CALDOS DE VERDURAS — le dan fuerza al cuerpo, ricos en potasio.

AGUA PURA — limpia el organismo.

MEDICAMENTO ORTODOXO RECETADO

MALTSUPEX — laxantes abultantes.

Efectos secundarios:

Los laxantes son usados en exceso, lo cual conduce a que haya dependencia de laxantes. En casos severos de sobre uso algunos laxantes han causado daño a los nervios, músculos y tejidos de los intestinos. Los laxantes casi siempre contienen cantidades grandes de azúcar, carbohidratos y sodio.

RESFRÍO

Los resfríos pueden ser muy contagiosos. Los resfríos comunes, causados por virus, inflaman las membranas mucosas de las vías respiratorias. Es la manera en que el cuerpo trata de eliminar toxinas y venenos almacenados en el cuerpo. Una infección catarral aguda, puede venir acompañada de escalofrío, comezón en la garganta, estornudos, dolores de espalda, tos, nariz congestionada y dolor de cabeza.

COMBINACIÓN HERBÁCEA

NO. 1

CINARRODÓN — rico en vitamina C (combate los resfríos). Ayuda a los oídos inflamados, ojos, nariz y garganta.

MANZANILLA — trabaja en la inflamación de los oídos, ojos, nariz y garganta y actúa como un sedante.

OLMO AMERICANO — remueve las mucosidades del organismo. Calma los pulmones en resfríos y tos.

MILENRAMA — purifica la sangre, elimina toxinas.

PIMIENTO ROJO — estimula y calienta el organismo, ayuda a bajar fiebres y aumenta el poder de otras hierbas.

SELLO DE ORO — antibiótico natural, ayuda a detener la infección y cura las membranas mucosas.

GOMA DE MIRRA — contiene propiedades antisépticas, usado como tónico es un estimulante para pulmones y bronquios.

MENTA — excelente para las náuseas, buena para escalofríos, limpia y fortalece el organismo.

SALVIA — buena para descargar el exceso de mucosidad y para fiebres y pulmones.

HIERBA LUISA — usada como una hierba antipirética (reduce la fiebre) en gripes y resfríos. Rica en vitamina A.

NO. 2

ARRAYÁN — propiedades germicidas poderosas, estimula las membranas mucosas.

JENGIBRE — induce transpiración para ayudar a mejorar en casos de resfrío, fiebres. Estimulante (con otras hierbas).

CLAVO DE OLOR — incrementa la circulación de la sangre, propiedades curativas, antiséptico.

PINO BLANCO — antiséptico interno, expectorante que reduce las secreciones mucosas.

PIMIENTO ROJO — ayuda a cortar la congestión, aumenta el poder de otras hierbas, estimulante.

NO. 3

AJO — con propiedades antibióticas, actúa como un expectorante, promueve el sudor.

CINARRODÓN — rico en vitamina C, combate los resfríos y gripes, contiene vitamina P. Ayuda contra las infecciones.

ROMERO — actúa como un estimulante, ayuda para la fatiga, estimula el metabolismo.

PEREJIL — rico en vitamina A, aumenta la producción de sangre, relaja y nutre el organismo deteriorado, contiene vitaminas A, C y calcio.

BERRO — rico en calcio, da más resistencia contra las infecciones, purifica la sangre, tonificante.

OTROS USOS

amígdalas
bronquitis
enfermedades de la niñez
fiebres
gripe
infección viral
infecciones en general
infecciones de oídos
mucosidad

APOYO ALIMENTICIO

VITAMINA A — sana infecciones, tomar en abundancia por varios días.

VITAMINA B6 — importante en el metabolismo de las proteínas y carbohidratos.

BIOFLAVONOIDES — necesarios para la salud de los vasos capilares.

VITAMINA C — combate la infección, aumenta la resistencia.

VITAMINA D — aumenta la absorción de calcio y fósforo.

VITAMINA E — reduce el ácido úrico.

CALCIO — ayuda en la producción de la sangre, sostiene los nervios.

RUTINA — trabaja con la vitamina c, sana los capilares.

FRUTAS FRESCAS (JUGOS) — queman, y eliminan gérmenes y mucosidad en los pulmones.

BEBIDAS DE CLOROFILA — limpian y deodorizan todo el organismo.

JUGO DE LIMÓN — caliente con miel ayuda abriendo los poros y produciendo sudor.

SOPAS — caldo de vegetales, levanta el cuerpo (úsese cada 2 ó 3 horas).

AGUA PURA — limpia el cuerpo.

BEBIDAS DE SUERO DE LECHE — contiene lisina y proteínas de calidad, contiene lactosa, la cual aumenta la utilización del calcio, magnesio y fósforo.

MEDICAMENTO ORTODOXO RECETADO

PSEUDOEFEDRINA — es recetada para aliviar la congestión nasal causada por los resfríos.

Las dosis altas pueden causar sinusitis y fiebre de heno, palpitaciones irregulares y alucinaciones.

Efectos secundarios:

dificultad para dormir
inquietud.
Nerviosismo

Efectos secundarios menos comunes:

debilidad
dificultad para respirar
dificultad o dolor al orinar
dolor de cabeza
mareos leves
náuseas
pálpitos
temblores
vahídos
vómitos

HIDROCODONE-TUSSEND- ambas se usan juntas para aliviar la tos, reducir la congestión nasal y aflojar la mucosidad y la flema en los pulmones.

Efectos secundarios

dificultad para dormir
inquietud o insomnio
letargo
mareos
náuseas
nerviosismo
sensación de desmayo
vahídos
vómitos

Efectos secundarios menos comunes

aumento extraordinario de sudor
debilidad (no usual)
diarrea
dificultad y dolor al orinar
dolor de estómago
dolores de cabeza
estreñimiento
palpitaciones rápidas
sudor (aumento no usual)
temblores

Cuando los resfríos se suprimen con medicina pueden conducir a enfermedades crónicas en el futuro. La mayoría de los remedios para resfríos no son efectivos.

COLITIS

Es una inflamación del colon, como colon ulcerado, colitis amibea y disentería por bacilos. En el principio hay cólicos abdominales o dolor, diarrea o hemorragia rectal. En vez de ser absorbidos por el cuerpo, el agua y minerales son rápidamente eliminados por el intestino grueso, y si no se tiene cuidado puede devenir en deshidratación o anemia. La causa de la enfermedad es desconocida, pero hay una conexión entre la colitis y la depresión o ansiedad. Un colon saludable es necesario para un cuerpo saludable. El colon elimina impurezas rápidamente. El descanso apropiado, los ejercicios, la salud emocional y dieta saludables mantienen un colon sano.

Un colon perezoso puede deberse a la mala asimilación de las comidas, malos hábitos alimenticios, falta de ejercicios, disturbios emocionales y el no relajarse.

COMBINACIÓN HERBÁCEA

NO. 1

CONSUELDA — calma el intestino delgado, cura los tejidos, fortalece los intestinos.

MALVAVISCO — contiene mucílago que es una ayuda a los intestinos, buen sanador.

OLMO AMERICANO — calma, elimina las impurezas, sana y actúa como amortiguador contra la irritación.

JENGIBRE — apoyo para las demás hierbas; mejora cuando hay gases, asienta el estómago.

CAMOTE SILVESTRE — relaja los músculos del estómago y actúa como un sedante de los intestinos.

LOBELIA — relajante, elimina obstrucciones de los intestinos y los cura.

OTROS USOS

colon irritado
diarrea
indigestión
mucosidad en intestinos
problemas intestinales
trastornos estomacales

APOYO ALIMENTICIO

VITAMINAS A, E y COMPLEJO B — La vitamina A cura infecciones, las vitaminas del complejo B restauran la fortaleza corporal y combaten infecciones; la vitamina E ayuda a eliminar toxinas.

VITAMINA K — aceite procesado.

VITAMINA F — restablece los tejidos dañados.

CALCIO — dolomite, calma los nervios.

HIERRO — ayuda a evitar la anemia.

MAGNESIO — crea una buena disposición.

ACIDÓFILOS — bacteria amigable para el intestino delgado.

CACEROLA DE PLÁTANOS Y CAMOTES — nutre el colon.

SUERO DE LECHE — protege y mejora el colon, produce las bacterias buenas para el colon.

CONSUELDA — mejora los tejidos, asienta el estómago y ayuda a absorber el hierro.

AYUNO — reduce la inflamación y cura los tejidos.

HIGOS — secos y maduros ayudan a las glándulas suavemente, con efecto emoliente en los intestinos; ayudan a la regularidad intestinal.

JUGO DE NARANJAS FRESCAS — provee vitamina C, nutre.

KEFIR — bebida similar al yogurt, nutre.

ALGAS MARINAS — ayudan a nutrir las glándulas.

MIJO — nutre y mejora el tracto digestivo.

PAPAYA — ayuda a la digestión, nutre el cuerpo.

PEPSINA — mejora los tejidos, asienta el estómago.

COMIDA CRUDA — licuada, hasta que se restablezca la salud.

ARROZ MORENO — nutre y es fácil de asimilar.

BROTES — úselos frecuentemente, aún cuando el colon ha sido sanado. Actúan como una escoba en el intestino, manteniendo las impurezas moviéndose a lo largo del tracto intestinal.

VEGETALES ENTEROS — cuando el colon esté bien.

pan de trigo integral- ayuda a eliminar la diarrea y provee vitaminas y minerales.

YOGURT — introduce bacteria beneficiosa en el estómago, calmando el colon.

COMIDAS SIN COCINAR — evitan la acumulación de bolsitas en el colon, proveen volumen a la dieta y previenen la fermentación putrefacta.

MEDICAMENTO ORTODOXO RECETADO

SULFASALAZINE — medicina de sulfa. Se da para ayudar a controlar la inflamación de las enfermedades intestinales como la colitis.

Efectos secundarios comunes:

comezón
diarrea
dolor de cabeza
náusea
pérdida del apetito
vahídos

Efectos secundarios menos comunes:

cansancio y debilidad
dificultad para deglutir
dolor de garganta o fiebre inexplicables
dolor muscular y de articulaciones inexplicables
flojera o debilidad no normales
hemorragia o hematomas no usuales
ojos y piel amarillentos.
palidez
vómito

ENERGÍA

La falta de energía parece ser una epidemia en los Estados Unidos, malos hábitos alimenticios y falta de ejercicio son las causas mayores. La fatiga puede ser un síntoma de muchas enfermedades. Debe procurarse una buena nutrición, ejercicio y descanso adecuados. Comer demasiado puede ser una de las causas de

falta de energía, especialmente comer productos derivados del azúcar blanca.

COMBINACIÓN HERBÁCEA

NO. 1

PIMIENTO ROJO — acelera la reacción química de otras hierbas y normaliza la tensión, es buena para la circulación.

GINSÉN SIBERIANO — da energía y resistencia, fortalece los
mecanismos de defensa contra el estrés.

GOTU KOLA — alimenta el cerebro en la fatiga mental, uno de
sus efectos es el dar fuerza a todo el cuerpo.

OTROS USOS

fatiga
levanta
memoria
recobrar la salud
resaca de drogas
resistencia
senilidad

APOYO ALIMENTICIO

COMPLEJO B — Ayuda en los procesos mentales. La deficiencia
de vitamina B12 causa fatiga anormal.

BIOTINA — promueve salud mental.

VITAMINA C — reduce la probabilidad de rotura de vasos sanguíneos e infarto, aumenta la resistencia al estrés e infecciones.

VITAMINA D — necesaria para la respiración de los tejidos en las
células y esencial para normalizar el metabolismo.

VITAMINA E — aumenta la producción de hormonas y reduce

el ácido úrico, promueve las funciones de las glándulas sexuales.

YODO — ayuda a la tiroides en la producción de tiroxina, la cual es vital para la energía mental.

HIERRO — enriquece la sangre, ayuda a despejar el pensamiento.

ALMENDRAS — ricas en proteínas y complejo B y calcio para dar energía.

POLEN DE ABEJA — contiene todos los nutrientes esenciales para un cuerpo saludable.

LEVADURA DE CERVEZA — contiene vitaminas del complejo B, el cual es el mejor productor de enzimas compuestas.

BEBIDA DE ENERGÍA — licúe las semillas de girasol, dátiles y una taza de agua pura.

JUGO — tomate y vegetales con levadura y 1/2 cucharadita de alga de mar es una bebida que levanta el ánimo.

PROTEÍNA VEGETAL — ayuda a la energía.

SEMILLAS DE GIRASOL — proteína y complejo B para la energía.

BERRO — rico en vitamina E y yodo, estimula el cerebro.

Una dieta diaria de minerales, vitaminas, enzimas, ácidos grasos esenciales, carbohidratos y calorías es la clave de la energía, debido a que éstos ayudan a la armonía que debe existir en el cuerpo.

MEDICAMENTO ORTODOXO RECETADO

Algunos médicos han recetado la droga CAFEÍNA, la cual es un estimulante del corazón, cerebro y sistema nervioso, reduce las vitaminas en el cuerpo, especialmente la vitamina B; destruye la vitamina A, y el hierro y potasio. Destruye la pepsina del estómago e interfiere con la digestión y la absorción de alimentos en los intestinos. Es un alcaloide, un veneno vegetal. Es un estimulante potente del sistema nervioso central. Puede causar dolores de cabeza, temblores, nerviosismo, e irritabilidad. Mucha gente toma café para energía. Normalmente los doctores no la recetan, pero tampoco desaniman su uso.

PROBLEMAS DE LOS OJOS

Los problemas de los ojos incluyen cataratas, iridociclitis, conjuntivitis, debilidad ocular y ceguera nocturna. La conjuntivitis es la infección de la membrana mucosa que delinea los párpados. Algunos síntomas son: ojos rojizos, hinchados, comezón y pus en la membrana. La conjuntivitis puede ser causada por alergias, bacterias, virus y aire contaminado.

COMBINACIÓN HERBÁCEA

NO. 1

SELLO DE ORO — antibiótico natural contra la infección de los ojos, destruye las toxinas en el cuerpo.
ARRAYÁN — rico en vitamina C, mata gérmenes, estimula las membranas mucosas.
EUFRASIA — sana y fortalece la inmunidad en los ojos.

NO. 2

SELLO DE ORO — antibiótico natural para las infecciones.
ARRAYÁN — mata gérmenes, rico en vitamina C. Estimula las membranas mucosas.
EUFRASIA — sana y fortalece los ojos.
FRAMBUESA — buena para los orzuelos, su acción astringente ayuda a detener las hemorragias.
PIMIENTO ROJO — estimula, rico en vitamina A y minerales.

OTROS USOS

aire contaminado
alergias
cataratas
comezón
diabetes
fiebre del heno
inflamación ocular
lavado de ojos
vista, mejora

APOYO ALIMENTICIO

VITAMINA A — ayuda a la visión y ojos saludables.

COMPLEJO B — especialmente B6, ayuda a evitar infecciones oculares.

CALCIO — ayuda a prevenir cataratas.

VITAMINA C — agente desintoxicante, cura infecciones.

VITAMINA D — trabaja con la vitamina A para ojos saludables.

VITAMINA E — se usa con la vitamina A para activarse.

DIETA PARA LIMPIEZA — ayuda a mejorar el organismo y puede ayudar a fortalecer los ojos.

JUGOS DE FRUTAS FRESCAS — por varios días, junto con agua pura, ayudan a mantener limpios los intestinos.

MANZANA, ARÁNDANO, COCO — para ojos débiles.

JUGO DE ZANAHORIA — diluido en agua pura, rico en vitamina A para ojos saludables.

JUGO DE PÁPA CRUDA — se dice que mejora los ojos.

SEMILLAS DE GIRASOL — nutren los ojos, especialmente ojos débiles.

VERDURAS BUENAS PARA OJOS DÉBILES — betarraga, brécol, repollo, zanahoria, cebolla, nabo, coliflor, hojas de lechuga y berro.

MEDICAMENTO ORTODOXO RECETADO

Antibióticos y antivirales CHLOROPTIC, DENDRIC Y HERPLEX

Efectos secundarios:

comezón
dolor
exceso de lágrimas
hinchazón
ojos sensibles a la luz
ojos rojizos
visión borrosa

AYUNO

El ayuno de jugo ayuda a controlar el hambre y a mantener niveles de azúcar normales en la sangre. El ayuno ayuda cuando se necesita limpiar el cuerpo de toxinas. Puede eliminar las mucosidades que se forman debido a comidas o dietas. Sustituya hierbas en vez de usar medicinas recetadas. El ayuno ayuda al cuerpo, física, espiritual y mentalmente.

COMBINACIÓN HERBÁCEA

NO. 1

REGALIZ — bueno para fortalecer y dar energías rápidas, nutre las glándulas, impide que se multipliquen los virus.
ESPINO BLANCO — quema el exceso de grasa en el cuerpo. Fortalece el corazón, ayuda contra el insomnio, calma el sistema nervioso.

HINOJO — es un anestésico interno usado para gases, espasmos y acumulación de mucosidad.

REMOLACHA — estimula y limpia el hígado, nutre y le da fuerza al organismo.

OTROS USOS

Corazón
Hígado
Suprarrenal (apoyo)

APOYO ALIMENTICIO

COMPLEJO B — ayuda en la conversión de carbohidratos en glucosa que el cuerpo quema para producir energía.

BEBIDAS DE CLOROFILA — limpian las impurezas de la sangre.

JUGO, FRUTAS — eliminan impurezas, contienen minerales y alcaloides para equilibrar los ácidos que se encuentran en grandes cantidades en la sangre y tejidos. Limpian las impurezas del organismo.

JUGO, VERDURAS — el ayuno de jugo de verduras crudas limpia y elimina toxinas y residuos, restaurando la salud.

CALDO DE VEGETALES — aderezado con hierbas, es rico en potasio, el cual se necesita para mantener el equilibrio de los líquidos en el cuerpo.

MEDICAMENTO ORTODOXO RECETADO

Algunas veces el ayuno de agua es recomendado. El ayuno de agua por mucho tiempo puede ser peligroso, ya que extrae las impurezas tóxicas demasiado rápido, engrosando la sangre y poniendo estrés sobre las arterias y el corazón. El ayuno de jugo es más seguro, porque mantiene la corriente de la sangre limpia, contiene alcalinos y ayuda a dar suficiente oxígeno a los tejidos, manteniendo los intestinos limpios. El ejercicio ligero también es importante.

PROBLEMAS FEMENINOS

Estudios recientes han revelado que la tensión premenstrual ha aumentado debido a la mala nutrición y falta de ejercicio. Una dieta equilibrada y ejercicio, junto con el uso sabio de las hierbas puede aliviar las molestias de la menopausia, problemas con la menstruación, embarazo y tensión premenstrual. Los cólicos severos durante el ciclo menstrual pueden ser causados por el desequilibrio de las hormonas. Debería consultarse a su doctor para determinar cuán serio es el problema. Las hierbas pueden jugar un importante papel en ayudar en casos de problemas femeninos, cólicos, menopausia, tensión premenstrual, infecciones uterinas y embarazo. La frambuesa se usa en todas las combinaciones siguientes pues es excelente para todos los problemas femeninos:

COMBINACIÓN HERBÁCEA

NO. 1

SELLO DE ORO — contra las infecciones, antiséptico interno, reduce la hinchazón.

FRAMBUESA — rica en hierro, limpia los senos para tener leche pura, regula los músculos en las contracciones del útero.

CIMÍFUGA — estrógeno natural, buen relajante en la histeria, neutraliza el ácido úrico acumulado.

REINA DE LOS PRADOS — propiedades diuréticas, calma los nervios, aliviando el dolor del útero.

JENGIBRE — distribuye las hierbas donde se necesiten, es bueno para menstruación suspendida.

MALVAVISCO — rico en calcio, cura las membranas mucosas, bueno para problemas de menstruación.

CARDO BENDITO — ayuda en la lactancia, bueno para dolores de cabeza, dolores menstruales, detiene la hemorragia excesiva.

LOBELIA — buena para los nervios, relajante para los cólicos dolorosos, elimina la obstrucción.

PIMIENTO ROJO — apoya las demás hierbas para que hagan su trabajo, purifica el organismo.

NO. 2

FRAMBUESA — fortalece las paredes del útero, controla la náusea, previene las hemorragias.

DON QUAI — tranquiliza el sistema nervioso central, regula la menstruación, nutre las glándulas femeninas.

JENGIBRE — estimula la circulación; tiene propiedades curativas.

REGALIZ — contiene estrógenos femeninos, estimula las glándulas suprarrenales, promueve energías.

CIMÍFUGA — contrae el útero, sedante poderoso, tónico para los nervios.

REINA DE LOS PRADOS — ayuda al dolor del útero, diurético, antiséptico.

CARDO BENDITO — limpiador interno, ayuda a la digestión, tonifica el organismo.

MALVAVISCO — cura inflamaciones y previene infecciones, calmante para todo el organismo.

NO. 3

SELLO DE ORO — reduce la hinchazón, mata infecciones, elimina toxinas.

PIMIENTO ROJO — normaliza la circulación de la sangre; ayuda a distribuir las hierbas donde se necesitan.

FALSO UNICORNIO — usado para enfermedades del útero, evita el retraso de la menstruación, alivia la depresión.

JENGIBRE — enlaza la acción de las hierbas, estimulante del organismo, bueno para gases.

GAYUBA — aumenta el flujo de la orina, buena para la infección de vejiga y riñones.

CORTEZA DE NUDOSA — para los dolores severos de la menstruación y dolores de parto, regula el pulso, calma los nervios.

HIERBA TORA — antiséptico para infecciones vaginales, ayuda contra las náuseas del embarazo, elimina el exceso de toxinas.

CARDO BENDITO — usado contra la menstruación dolorosa, ayuda a dolores de cabeza ocasionados por problemas femeninos.

FRAMBUESA — ayuda a reducir los bochornos, las náuseas matutinas del embarazo, cólicos; fortalece el útero.

OTROS USOS

bochornos (calores)
cólicos
equilibrio hormonal
esterilidad
histerectomía
infecciones del útero
menopausia
náuseas matutinas (embarazo)
problemas menstruales
problemas vaginales
problemas de los senos

APOYO ALIMENTICIO

VITAMINA A — necesaria en el embarazo y lactancia, protege el cuerpo de infecciones y promueve la digestión.

COMPLEJO B — especialmente el ácido pantoténico y la PABA, que ayudan a aliviar la irritación de los nervios. La levadura de cerveza ayuda a suplementar la pérdida de estrógeno. Especialmente necesario en la madurez, ya que calma la tensión de las glándulas y nervios.

VITAMINA B1 — ayuda a evitar dolores prematuros, protege los músculos del corazón, muy buena para mejorar la circulación.

VITAMINA B6 — reduce la ansiedad, palpitaciones, transpiración y calores y aumenta la habilidad para controlar la tensión especialmente en la etapa premenstrual y cólicos. Esta vitamina estimula la producción de dopamine, una hormona cerebral que calma el sistema nervioso. Debe tomarse una semana antes de la menstruación o durante ella.

VITAMINA C — ayuda a evitar ataques de corazón, asiste en remover el colesterol del cuerpo, fortalece los vasos sanguíneos, ayuda a absorber el hierro; apoya en la formación de los glóbulos rojos.

VITAMINA D — gran efecto en los órganos reproductivos, importante en evitar abortos y aumenta la fertilidad en hombre y mujer.

VITAMINA E — reduce el sudor nervioso y relaja el sistema nervioso simpático cuando se toma con ácidos grasos no saturados (aceites prensados al frío); con el hierro forma hemoglobina, contrarrestando la disminución de estrógenos en el cuerpo durante la menopausia.

DOLOMITE — una gran fuente de calcio y fósforo, además de otros minerales incluyendo el magnesio; también ayuda en los casos de reducción del flujo del estrógeno; previene que los huesos se tornen quebradizos; ayuda en caso de calambres.

HIERRO — previene la anemia.

ALGAS MARINAS — ayuda a evitar la anemia durante la menstruación. Ayuda a la tiroides y ayuda a controlar la obesidad durante la menopausia.

MAGNESIO — fortalece los nervios, fomenta la leche en el embarazo, da resistencia a las enfermedades protege las paredes del corazón y los vasos sanguíneos. Aumenta la actividad del sistema endocrino y ayuda a mantener normal el proceso de reproducción.

ZINC — tiene un efecto en todo el sistema endocrino; ayuda a absorber las vitaminas del complejo B.

VEGETALES Y FRUTA FRESCA (CRUDOS) — contienen gran cantidad de hormonas como bioflavonoides que ayudan a curar los vasos capilares. Enriquece los vasos sanguíneos y alivian los calambres en las piernas.

MEDICAMENTO ORTODOXO RECETADO

TERAPIA DE ESTRÓGENO — reduce los síntomas de la menopausia. El uso prolongado puede causar cáncer en el útero y senos y coágulos sanguíneos. Los efectos secundarios comunes son:

calambres
depresión
descargas vaginales
hinchazón de pies y tobillos
náusea
ojos amarillentos
presión alta
sarpullidos
senos, protuberancias
senos adoloridos

BUENA CONDICIÓN FÍSICA

La buena condición o estado físico es la energía que se necesita para realizar las tareas diarias. La habilidad de soportar cambios en los hábitos alimenticios, el vigor para evitar o vencer enfermedades. El ejercicio es muy importante, ya que aumenta la capacidad de hacer más trabajo. Aumenta la capacidad del corazón y pulmones y mejora la actitud mental.

COMBINACIÓN HERBÁCEA

NO. 1

Fórmula buena para atletas

GINSÉN SIBERIANO — estabiliza la presión de la sangre, buena para la ansiedad mental y nervios.

HO-SHOU-WU — da energías; resistencia a la enfermedad, tonifica las glándulas.

NOGAL NEGRO — quema el exceso de toxinas y material graso y equilibra el nivel del azúcar.

REGALIZ — estimulante para las glándulas suprarrenales, proporciona energía cuando se necesita y ayuda a mantener el nivel de azúcar normal.

GENCIANA — rica en hierro, le da fuerza al organismo, estimula la circulación y ayuda a la digestión.

HINOJO — ayuda a estabilizar el sistema nervioso y actúa como un anestésico interno.

POLEN DE ABEJA — le da fuerza y edifica el organismo. Aumenta la capacidad para trabajar y da energía a la comida, ayuda a crear resistencia a la tensión y resfríos. Influye en las hormonas suprarrenales. Los atletas indican que les ayuda a obtener campeonatos.

LAUREL — rejuvenece las glándulas suprarrenales, limpia la corriente de la sangre y remueve impurezas.

MIRRA — da vitalidad y fuerza al sistema digestivo, y es un limpiador y sanador herbáceo.

MENTA — sedante para el estómago, da fuerza a los intestinos

ALAZOR — fluidifica las flemas duras; buena para el hígado y la vesícula biliar.

CONSUELDA — sobre todo es tonificante, limpia la sangre nutre la pituitaria, es rica en proteína.

EUCALIPTO — propiedades antisépticas, potente y sin riesgo, purifica.

HIERBA LUISA — estimula el corazón, calma los nervios, actúa en los tejidos.

PIMIENTO ROJO — estimula el organismo, desinfecta el cuerpo y normaliza la circulación de la sangre.

OTROS USOS

ayuno
dietas
energía
estado físico
fortalece
glándulas
resistencia

APOYO ALIMENTICIO

COMPLEJO B — especialmente las vitaminas B1, B3, B12, B15; la disminución de tiamina es causada por comer cantidades excesivas de azúcar, por fumar y beber alcohol. La vitamina B3 ayuda a la digestión enzimática del azúcar en el ciclo de energía.

VITAMINA C — para la tensión y estar alerta, ayuda en la fatiga.

VITAMINA E — mejora el vigor y controla el oxígeno.

AMINOÁCIDOS ESENCIALES — necesarios para células saludables en el cuerpo.

MAGNESIO — esencial para la función de nervios y músculos efectivos.

POLEN DE ABEJA — aumenta la resistencia.

LEVADURA DE CERVEZA — comida concentrada con vitaminas B y proteína, mejora la acción de la vitamina E.

FRUTAS — incrementan la energía. Incluye albaricoques (chavacanos), melón, guaba, papaya, duraznos.

MEDICAMENTO ORTODOXO RECETADO

ANFETAMINAS: BENSEDRINE Y METHADRIN — han sido usadas por atletas y en dietas. Aumentan el ritmo cardíaco, el azúcar en la sangre, tensión muscular y dan una sensación de bienestar. La energía extra es tomada de las reservas del cuerpo. Cuando la acción de la droga se acaba, el cuerpo paga con fatiga y depresión. Esto crea el deseo de volver a usarla.

Efectos secundarios:

Dependencia
Deterioro físico por hiperactividad y pérdida del apetito
Dosis prolongadas crean condición de paranoia y esquizofrenia.

GRIPE

Enfermedad bastante contagiosa causada por virus; usualmente acompañada por fiebre, achaques, dolores, inflamación en las membranas mucosas de las vías respiratorias; se esparce fácilmente al estornudar y toser. Además viene acompañada de escalofríos, dolor de garganta, dolor de cabeza, esfuerzo para deglutir. Las complicaciones son: neumonía, sinusitis, infección de oídos.

COMBINACIÓN HERBÁCEA

NO. 1

JENGIBRE — remueve la congestión, alivia el dolor de cabeza, calma el dolor de garganta.

PIMIENTO ROJO — estimula la temperatura del cuerpo, ayuda a reducir la fiebre.

SELLO DE ORO — destruye gérmenes, fuerte antibiótico.

REGALIZ — elimina el exceso de fluido en los pulmones, alivia la tos, dolor de garganta, ayuda a dar energía.

OTROS USOS

Mareos
Náuseas de embarazo
Náuseas
Vómito

APOYO ALIMENTICIO

VITAMINA A — es importante para la salud de la garganta y nariz durante la gripe. Pueden tomarse 25,000 unidades.

COMPLEJO B — bueno para el estrés.

VITAMINA C — alivia y combate las infecciones.

ÁCIDO PANTOTÉNICO — necesario para la digestión.

PROTEÍNA — se necesita para reparar los tejidos destruidos por las fiebres.

LÍQUIDOS Y JUGOS — limpian el cuerpo de toxinas y fortalecen.

TORONJAS — el jugo con agua pura en partes iguales es bueno para la gripe.

AGUA — tome bastante agua pura.

TRANSPIRACIÓN — ayuda a eliminar las toxinas de los virus y la congestión.

LIMÓN — caliente con miel produce transpiración.

LECHUGA FRESCA — hierba en bastante agua pura, tome 6 onzas del agua cada día.

AYUNO — ayuda contra la gripe, es una manera rápida de limpiar el cuerpo de las impurezas.

MEDICAMENTO ORTODOXO RECETADO

VACUNA CONTRA LA GRIPE — TRIVALENTE

Efectos Secundarios

dolor muscular
fiebre
malestar
posible parálisis
puede causar la muerte en personas con enfermedades crónicas o mayores de 65 años.

GLÁNDULAS

Las glándulas son vitales para un organismo saludable. Necesitan ser nutridas especialmente con minerales. Las vitaminas y minerales juegan un papel importante abasteciendo al cuerpo con materia prima para que las glándulas produzcan hormonas.

Estas hormonas son secreciones esenciales que afectan todo el organismo, y están relacionadas al desarrollo y la salud. La glándula tiroides estimula todas células del cuerpo. Las hormonas de la tiroides son poderosas y se necesita tener controladas con exactitud.

La falta de yodo es la causa más común de problemas de ésta

glándula. Las enfermedades o drogas pueden afectar la tiroides, además del estrés o defectos hereditarios.

COMBINACIÓN HERBÁCEA

NO. 1

ALGA MARINA — contiene yodo que fortalece y reactiva las glándulas, le da fuerza a la sangre y al sistema nervioso central.

DIENTE DE LEÓN — estimula las glándulas, aumenta la actividad del hígado, tonifica y alimenta.

ALFALFA — aumenta las secreciones de las glándulas; nutre las glándulas.

NO. 2

LOBELIA — elimina obstrucciones del organismo, sana y relaja los nervios.

GORDOLOBO — contiene propiedades narcóticas, calma los nervios.

OTROS USOS

amígdalas
animales (vitaminas y minerales)
asma
bronquitis
congestión linfática
dolor
garrotillo
hígado
mucosidad
nervios
neumonía

pituitaria
pleuresía
reumatismo
senos
tiroides
tuberculosis

APOYO ALIMENTICIO

VITAMINA A — cura, rejuvenece las glándulas, repara los tejidos dañados.

COMPLEJO B — necesaria para el metabolismo de los carbohidratos y proteínas adicionales; provee abundante nutrición a las glándulas.

VITAMINA C — vitamina que cura, protege las glándulas, y les da una nutrición abundante.

VITAMINA E — aumenta la producción de hormonas.

CALCIO — apoya todas las funciones del metabolismo para que éste se efectúe eficientemente.

CLORO — actúa en la formación de las glándulas y ayuda en el metabolismo.

YODO — ayuda a la glándulas tiroides, promueve el metabolismo, previene el bocio.

HIERRO — nutre las glándulas.

MAGNESIO — estimula la glándulas.

MANGANESO — aumenta la secreción glandular.

FÓSFORO — incrementa la secreción de hormonas.

POTASIO — incrementa las secreción de hormonas.

SILICIO — estimula y nutre las glándulas.

ZINC — necesaria para la síntesis de las nuevas proteínas.

BROTES DE ALFALFA — llenos de enzimas, nutren las glándulas.

AGUACATE — alimenta las glándulas, igual aceite de oliva.

BRÓCOLI — nutre las glándulas débiles.

DÁTILES — alimento nutritivo para las glándulas.

HIGOS (MADUROS) — medicina para las glándulas, abastece nutrientes.

FLUIDOS — agua fresca pura, jugos frescos de frutas y vegetales.

NUECES, ALMENDRAS CRUDAS — abastecen proteínas, necesarias diariamente para las células.

ACEITE DE OLIVA — lubrica el organismo, abastece vitaminas.

PEREJIL — limpia las glándulas, nutre.

PROTEÍNA (NO DE CARNE ROJA) — reemplaza tejidos musculares y fabrica células.

PASA — nutre las glándulas.

ARROZ Y SALVADO — nutre las glándulas y células.

CENTENO — bueno para las glándulas, rico en proteína.

SEMILLAS — calabaza, girasol y sésamo alimentan las glándulas.

VEGETALES — verdes, oscuros con hojas.

CAMOTE — alimento para las glándulas.

MEDICAMENTO ORTODOXO RECETADO

LIOTRIX O THYROGLOBULIN-HORMONA TIRÓIDEA

Efectos secundarios

aumento de peso (no usual)
cansancio
dificultad al respirar
dolores en el pecho
dolores musculares
estreñimiento
indiferencia
pulso rápido
urticaria

CORAZÓN

Los ataques del corazón son la causa principal de muertes en Estados Unidos. Muchos norteamericanos tienen enfermedades en la arteria coronaria, caracterizadas por el estrechamiento de los vasos sanguíneos que nutren al corazón. El estrechamiento de los vasos coronarios vitales puede progresar por muchos años antes de que los efectos adversos sean evidentes. En muchos casos los ataques al corazón son la primera seña de la enfermedad.

COMBINACIÓN HERBÁCEA

NO. 1

ESPINO BLANCO — fortalece y ayuda a prevenir coágulos de sangre cerca del corazón, rico en minerales.
PIMIENTO ROJO — tomado con otras hierbas para el corazón y la circulación.
AJO — desinfecta, alivia palpitaciones, baja la tensión, es benéfico para los vasos sanguíneos.

OTROS USOS

ansiedad
arterias
arterioesclerosis
circulación
colesterol
dolor
endurecimiento de las arterias
fatiga
hígado
latido irregular del corazón

shock
suprarrenales
venas varicosas

APOYO ALIMENTICIO

COMPLEJO B — especialmente B1, B15, vitaminas necesarias para mantener saludables las arterias.

VITAMINA C — nutre los capilares.

VITAMINA D — relaja los nervios, ayuda a absorber calcio.

VITAMINA E — se necesita como anticoagulante, reduce los coágulos en las arterias y oxigena la sangre.

VITAMINA F — aumenta la circulación.

VITAMINA K — ayuda a la coagulación y controla la consistencia de la sangre.

CALCIO — calma los nervios y fortalece al corazón.

LECITINA — ayuda a eliminar el colesterol.

MAGNESIO — alcaliniza el organismo, ayuda a la circulación.

FÓSFORO — ayuda a equilibrar el pH

POTASIO — previene ataques al corazón (con magnesio).

DIETA Y LIMPIEZA — para limpiar las arterias.

FRUTAS, FRESCAS — enzimas vivas, vitaminas y minerales nutren el corazón.

GRANOS ENTEROS — contienen vitaminas del complejo B, minerales, enzimas y aminoácidos; ayudan a mantener la sangre saludable y con bajo nivel de colesterol. Las hormonas alimentan los músculos del corazón al oxigenar el sistema circulatorio.

ACEITES — mandan una hormona anti-oxidante natural al corazón y empujan la circulación de la sangre al corazón.

PROTEÍNAS — las vegetales son las de mejor calidad; no dejan que el ácido úrico se acumule. Use miel, almíbar puro de arce, azúcar de germen de cebada, azúcar de dátiles en vez de azúcar blanca.

ACEITUNAS — rica en potasio.
SOPA DE POTASIO — use cáscaras de papa, apio, cebolla, zanahorias, perejil; cueza y cuele.

MEDICAMENTO ORTODOXO RECETADO

NITROGLICERINA-Recetada para el abastecimiento de sangre y oxígeno al corazón. Alivia el dolor y previene ataques cardíacos.

Efectos secundarios

debilidad
dolor de cabeza
escaldaduras
mareos
náusea
vahídos
vómito

PROCAINAMIDE — recetada para restablecer un ritmo normal
y para frenar al corazón acelerado.

Efectos secundarios

diarrea
náusea
pérdida del apetito
vómito

Efectos menos comunes, pero posibles

comezón
dolor al respirar
dolor e hinchazón de articulaciones

fiebre
picazón

Efectos muy raros pero posibles

alucinaciones
confusión mental
depresión
fiebres y dolor de garganta inexplicables

PRESIÓN ALTA

Es una condición en la cual una persona tiene la tensión más alta de lo normal. Es la manera en que el cuerpo trata condiciones como toxemia, problemas de riñones, trastornos glandulares, degeneración de las arterias, sobrepeso o problemas emocionales. En la hipertensión hay un engrosamiento de la sangre por catarros y por excesiva materia acumulada en el sistema circulatorio.

La hipertensión es usualmente caracterizada por ruborizamientos de la tez, sobrepeso y molestia. Algunos doctores creen que ésta se debe a hábitos no saludables que causan que las condiciones del cuerpo se deterioren. Tensión alta y baja, ambas se deben al mal funcionamiento del sistema circulatorio.

El colesterol tiene que ser eliminado del organismo para ayudar que la sangre fluya más fácilmente. El estrés es un factor que causa hipertensión y debe de controlarse.

COMBINACIONES HERBÁCEAS

NO. 1

PIMIENTO ROJO — estimula el organismo; junto con ajo dilatan los vasos sanguíneos.

AJO — antibiótico, abre los vasos sanguíneos y reduce la presión de la sangre en la hipertensión.

NO. 2

AJO — ayuda a estabilizar la presión de la sangre, purifica el organismo.

PIMIENTO ROJO — lleva las hierbas a donde se necesitan y es un estimulante natural.

PEREJIL — rico en hierro, diurético natural, ayuda a resistir las infecciones.

JENGIBRE — ayuda a que las hierbas actúen juntas; elimina el exceso de impurezas en el cuerpo.

GINSÉN SIBERIANO — estabiliza la presión de la sangre, regulador de hormonas.

SELLO DE ORO — antiséptico, limpia toda infección, controla las secreciones.

OTROS USOS

circulación
estrés
gripes
hipertensión
infecciones
nervios
presión alta
presión baja
resfríos
tensión

APOYO ALIMENTICIO

VITAMINA A — construye el sistema inmunológico.

COMPLEJO B — alta potencia, calma los nervios y ayuda a construir la sangre.

VITAMINA C — fortalece los vasos sanguíneos.

VITAMINA E — dilata los vasos sanguíneos, puede elevar la presión de la sangre temporalmente. Empiece con cantidades pequeñas.

BIOFLAVONOIDES — ayudan a mantener saludables los vasos sanguíneos y capilares.

CALCIO — su deficiencia es una de las mayores causas de la presión alta.

COLINA (SE ENCUENTRA EN LECITINA) — evita la acumulación de grasas en el hígado y asiste en el transporte de grasas a nivel de las células.

MAGNESIO — ayuda al sistema nervioso y promueve el sueño.

LECITINA — reduce el colesterol y le permite pasar a través de las paredes arteriales, ayudando a prevenir la arterioesclerosis.

MANGANESO — necesario para la nutrición apropiada, activa otros minerales.

POTASIO — causa que el cuerpo elimine más sodio.

RUTINA — fortalece los capilares.

AZUFRE — promueve las secreciones biliares, purifica el organismo.

TIROSINA (AMINOÁCIDO NATURAL) — experimentos en Israel han demostrado que ayuda a reducir la hipertensión.

ZINC — influye en el equilibrio ácido-alcalino del cuerpo.

BRÉCOL — bueno para la hipertensión.

TRIGO SARRACENO — proteínas completas, equivalentes a las proteínas animales.

MELÓN — tiene vitaminas y minerales, ha sido recomendado para la hipertensión.

DIETA, BAJA EN SAL

DIETA DE ARROZ Y FRUTA — recomendadas para ayudar a limpiar el organismo.

EJERCICIO — es importante para mantener saludable la circulación.

AJO — contiene azufre y magnesio, ayuda a reducir el colesterol y limpia los vasos sanguíneos.

PEREJIL — diurético natural, lleno de vitaminas y minerales.

PIÑA — regula las glándulas y es valiosa para la hipertensión.

ARROZ SILVESTRE — rico en vitaminas y minerales y bajo en grasa.

FRESAS — limpian la sangre de toxinas dañinas.

TE TAHEEBO — limpia la sangre, da fuerza al cuerpo.

TOMATES — antiséptico natural, protege contra infecciones, ayuda en la hipertensión.

SANDÍA — limpia el organismo. Las semillas contienen cucurbocitrinas, las que dilatan los capilares y vasos sanguíneos delgados. Alivia la presión en las arterias.

MEDICAMENTO ORTODOXO RECETADO

RESERPINE E HYDRALAZINE

Recetadas para el tratamiento de la hipertensión. Se usan en el tratamiento de ciertas condiciones mentales y emocionales.

Efectos secundarios:

depresión
desmayos
dolor de cabeza
impotencia o desinterés sexual
nerviosismo
pesadillas
reducción del apetito sexual
sensación general de malestar y debilidad

Efectos menos comunes

dolores en el pecho
entumecimiento
escaldaduras
falta de respiración
hinchazón de las glándulas linfáticas
hinchazón en pies
vómito con sangre

HIPOGLUCEMIA

Condición de deficiencia de azúcar en la sangre. Es la condición en la cual la glucosa en la sangre es anormalmente baja. Los síntomas son: fatiga, insomnio, indisposición, irritabilidad y debilidad muy marcadas. En casos severos, trastornos mentales, delirio, estado de coma y posiblemente puede ocurrir la muerte.

COMBINACIÓN HERBÁCEA

NO. 1

REGALIZ — abastece energía rápidamente al organismo débil.
ALAZOR — ayuda a las glándulas adrenales y produce adrenalina y fomenta la insulina natural del páncreas.
DIENTE DE LEÓN — destruye los ácidos en la sangre, ayuda en anemia, equilibra las sales nutritivas de la sangre
RÁBANO — antibiótico, estimula y limpia el organismo.

NO. 2

PROTEÍNA DE SOYA — rica en proteínas, da fuerza al organismo y es rica en lecitina.

PIMIENTO ROJO — estimula el organismo, limpia el cuerpo, rico en minerales y vitaminas nutritivas.

TRÉBOL ROJO — limpia mucosidades, limpia el organismo de impurezas y combate las infecciones.

OTROS USOS

anemia
energías
glándulas suprarrenales
hígado
organismo débil
páncreas

APOYO ALIMENTICIO

VITAMINA A — da fortaleza y vitalidad, sensación de bienestar.

COMPLEJO B — ayuda en el agotamiento de los nervios; vitaminas contra la tensión; ayuda a normalizar el nivel del azúcar.

VITAMINA B6 — ayuda a fortalecer las glándulas suprarrenales.

VITAMINA B12 — ayuda a restaurar la función del hígado.

VITAMINA C — previene los ataques de azúcar baja si se toma diariamente.

VITAMINA E — ayuda a la oxigenación de células, necesaria cuando el azúcar está baja.

ÁCIDO PANTOTÉNICO — estimula las glándulas suprarrenales.

MAGNESIO — los diabéticos requieren más que dosis normales, necesarias para los nervios.

CROMO — es necesario para la utilización de glucosa.

LEVADURA DE CERVEZA — rica en vitaminas del complejo B, para nutrir las células y nervios.

COMIDAS PEQUEÑAS FRECUENTES — proveen energía rápida.

NUECES — gran generador de proteínas y grasas, tienen vitaminas y minerales.

SEMILLAS — ricas en proteínas y calcio, muy alimenticias, equilibrio de aminoácidos.

CARBOHIDRATOS NATURALES — necesarios en pequeñas cantidades para proveer energía, su exceso se almacena en el cuerpo como grasa.

GRANOS ENTEROS, NUECES Y SEMILLAS — ricos en proteínas.

VEGETALES — proporcionan enzimas, vitaminas y minerales.

MEDICAMENTO ORTODOXO RECETADO

No se conoce un medicamento recetado para la hipoglucemia. No hay medicina para elevar el nivel de azúcar. GLUCAGÓN — hormona recetada como medicina. Se da en emergencias para tratar severos casos de hipoglucemia. Se inyecta si los pacientes vienen inconscientes. En muchos casos se han recomendado la proteína animal. Ésta puede acumularse como ácido úrico en el organismo. Los efectos secundarios pueden causar vómito. El Glucagón no es efectivo por más de 1.5 horas y es útil solamente hasta que el paciente pueda pasar líquidos.

INFECCIONES

Es la condición en la cual el cuerpo es invadido por microorganismos o virus. Los síntomas de infección son inflamación, hinchazón y dolor. Para ayudar a evitar que las infecciones se queden en el organismo, algunos doctores han sugerido fomentar la transpiración, activar los riñones y mover los intestinos porque las fiebres tienden a dejar los intestinos secos. Tome un laxante natural y comidas con proteínas vegetales. Las proteínas animales son contraindicadas para la infección o enfermedad. Tome frutas y vegetales mientras la fiebre dura.

COMBINACIÓN HERBÁCEA

NO. 1

(Especialmente para la hipoglucemia)
EQUINÁCEA — purifica la sangre, desintoxica, aumenta la resistencia a la infección.
MILENRAMA — limpia la sangre, elimina impurezas, normaliza la circulación, fortalece el organismo.
MIRRA — propiedades antisépticas, da vitalidad y fuerza al organismo.
PIMIENTO ROJO — estimulante del organismo, ayuda a la circulación, limpia el organismo.

NO. 2

EQUINÁCEA — purifica la sangre, antibiótico natural, limpia las glándulas, edifica inmunidad contra la infección.
SELLO DE ORO — antibiótico, mata venenos en el organismo, reduce la hinchazón, valiosa para catarros.
MILENRAMA — purifica la sangre, abre los poros, permite la transpiración, elimina impurezas y reduce la fiebre.
PIMIENTO ROJO — reduce la dilatación de los vasos sanguíneos en congestiones crónicas, es estimulante y desinfectante.

NO. 3

SELLO DE ORO — actúa como un antibiótico natural, reduce la hinchazón y sana las membranas mucosas.
NOGAL NEGRO — quema el exceso de toxinas, mata infecciones, da tono al organismo.
MALVAVISCO — elimina la flema seca, cura, calma, y neutraliza.
LOBELIA — relaja el organismo, elimina obstrucciones y neu-

traliza infecciones.

LLANTÉN — neutraliza venenos, actúa como laxante, alivia el organismo entero.

LICIPIO — ayuda a reducir la descarga de los líquidos, calma el dolor, relaja el cuerpo.

OTROS USOS

amígdalas
dolor de garganta
dolor oídos
enfermedades contagiosas
escarlatina
fiebres
gangrena
glándulas (infectadas e hinchadas)
gripe
infección de los senos
paperas
pulmones
resfríos
reumatismo
sarampión
sinusitis
tifoidea

APOYO ALIMENTICIO

VITAMINA A — grandes dosis por períodos cortos promueven la curación y combaten infecciones.

COMPLEJO B — las infecciones pueden ser causadas por falta del vitaminas del complejo B necesarias para mantener las energías.

VITAMINA B6 — actúa como un antihistamínico natural,

defiende el cuerpo contra infecciones.

VITAMINA C — dosis masivas pueden ayudar al comienzo de las infecciones, ayuda en alergias relacionadas con infecciones.

VITAMINA E — trabaja con la vitamina A promoviendo la curación, cura infecciones, remueve el tejido de cicatrización.

BIOFLAVONOIDES — fortalecen los capilares, ayudan a curar infecciones.

ZINC — acelera la curación de heridas internas y externas.

CALDO VEGETAL — rico en potasio, mejora la salud.

FRUTAS FRESCAS — extraen impurezas de la sangre.

FRUTA, JUGOS FRESCOS — purifican y edifican el cuerpo.

AGUA PURA — limpia el organismo de envenenamientos.

BERRO SILVESTRE — ayuda a edificar inmunidad a resfríos, gripes y enfermedades infecciosas.

MEDICAMENTO ORTODOXO RECETADO

ANTIBIÓTICOS — PENICILINA O TETRACICLINA.

Efectos secundarios

aumenta sensibilidad a la luz
boca y garganta adolorida
calambres de estómago
comezón
comezón del área del recto o genital
diarrea
hinchazón, cara y tobillos
irritación estomacal
náusea
sangre en la orina
urticaria

INSOMNIO

Insomnio es la incapacidad de dormir porque el sueño es interrumpido varias veces o por quedarse despierto. Estos pueden ser síntomas de la enfermedad, no la enfermedad misma. La ansiedad y dolor son las causas más frecuentes del insomnio. Algunas personas con dolencias tales como el asma o problemas del corazón no pueden dormir por temor a la sofocación. Evite bebidas con cafeína.

COMBINACIÓN HERBÁCEA

NO. 1

VALERIANA — relaja, sedante, tonificante, tranquilizante con una sensación refrescante.

ESCULETARIA — alimenta los nervios, controla las enfermedades nerviosas, relaja la mente.

LÚPULO — produce sueño, ayuda al relajamiento, actúa como una nervina contra el insomnio.

OTROS USOS

convulsiones
dolores de cabeza
estrés
hiperactividad
nervios
parálisis
relajante

APOYO ALIMENTICIO

COMPLEJO B — relaja los nervios.
VITAMINA B6 — convierte el triptófano en niacina.
VITAMINA B15 — protege al cuerpo contra la tensión.
TRIPTÓFANO (AMINOÁCIDO ESENCIAL) — usado para problemas psiquiátricos, induce el sueño y mantiene la tranquilidad del sistema nervioso.
CALCIO — calma los nervios, da fortaleza.
CLORO — asiste en la trasmisión de impulsos de los nervios.
ÁCIDO FÓLICO — metabolismo de proteínas.
BAÑOS — ayudan a relajar.
EJERCICIO — vigoroso, en la mañana, estimula la hormona llamada prostaglandina, que fomenta el sueño 12 horas después.
JUGO DE APIO — fomenta sueño.
TÉ DE MANZANILLA — produce sueño profundo. Evite comidas pesadas por la noche.

MEDICAMENTO ORTODOXO RECETADO

PENTO BARBITAL O CARBROMAL — medicina sedante para el sistema nervioso central, recetada contra el insomnio.

Efectos secundarios

adormecimiento
cansancio
debilidad
dolor de garganta y fiebre anormal
dolores de cabeza
hemorragias y hematomas no usuales
hinchazón de párpados, cara o labios
mareos causados por falta de calcio
palpitaciones del corazón lentas

RIÑONES

La función de los riñones es filtrar la orina que contiene los productos finales del metabolismo; ayuda a eliminar las impurezas. Electroliza y contiene ácido base en la sangre. La nefritis es una inflamación de los riñones. Evite comidas que contengan ácido oxálico, cafeína, theobromina, cafeal (más concentrado en café descafeinado), ya que éstos irritan los riñones. El café, chocolate y exceso de carne deben evitarse.

COMBINACIÓN HERBÁCEA

NO. 1

SELLO DE ORO — antiséptico para los riñones, ayuda a los riñones, elimina toxinas y cura.

ENEBRO — antiséptico, elimina las mucosidades de los riñones, rico en vitamina C.

GAYUBA — actúa como disolvente de los cálculos depositados en la orina, fortalece las vías urinarias.

PEREJIL — nutre los riñones, da tono al sistema urinario, crea resistencia.

JENGIBRE — aumenta la efectividad de otras hierbas, limpia los riñones.

MALVAVISCO — ayuda a remover la flema de los riñones, alivia la vía urinaria, nutre.

LOBELIA — ayuda a limpiar las obstrucciones del organismo, relaja y cura.

OTROS USOS

diurético
mojar la cama

problemas urinarios
vejiga

APOYO ALIMENTICIO

VITAMINA A — necesaria para mantener saludables los riñones.

VITAMINA B6 — importante para el funcionamiento apropiado del páncreas.

VITAMINA C — ayuda a mantener los riñones saludables y es buena para reparar.

VITAMINA E — despeja los problemas de los riñones.

LECITINA — ayuda a purificar los riñones.

MANGANESO — esencial para la apropiada alimentación, activa otros minerales.

MAGNESIO — valioso para el sistema nervioso.

POTASIO — estimula el hígado, convierte el azúcar en energía.

ZINC — tiene un efecto equilibrante del nivel ácido-alcalino del organismo, necesario para mantener los riñones saludables.

MANZANAS — contienen ácido málico y ácido tartárico el cual ayuda a mantener la digestión y el hígado saludables.

UVAS — el álcali de las uvas ayuda a aminorar la acidez del ácido úrico y a eliminarlo. Ayuda a los riñones.

Jugos-Cereza, manzana, árandano.

JUGO DE LIMÓN — en agua pura, 1/2 limón a la vez, es un antiséptico natural y destruye la bacteria.

LÍQUIDOS — evite las bebidas dulces como la soda, café, té, chocolate, productos con azúcar blanca y almidones. Estos pueden causar inflamación en las membranas de los riñones.

PEREJIL — diurético natural, rico en minerales y vitaminas y valioso contra la nefritis.

PERAS — alivian inflamaciones renales, como la nefritis.

SOPAS — use espárragos, apio, espinacas y perejil, use hierbas para sazonarlo.

BERRO — muy rico en vitamina C, muy recomendado para

enfermedades de los riñones.

SANDÍA — conocida por corregir los problemas de los riñones, las semillas contienen cucurbocitrin que tiene el efecto de dilatar los capilares y calmar la presión de las arterias.

MEDICAMENTO ORTODOXO RECETADO

PENICILINA — para nefritis (infección de los riñones)

Efectos secundarios:

cansancio y debilidad anormales
urticaria
descoloración de la orina
problemas al respirar
sangre en la orina
irritación de la piel
diarrea
vómito
hinchazón en cara y tobillos
náusea
comezón

HÍGADO

El hígado fabrica enzimas digestivas y actúa como un filtro entre los intestinos y el corazón. Ayuda a desintoxicar los venenos que se absorben. El hígado controla y regula la cantidad, calidad y uso de los alimentos. Regula el apetito. En casos de hepatitis, uno de los síntomas es la pérdida de apetito. El hígado tiene una vital influencia en las emociones. Un hígado saludable ayuda a tener paciencia y perseverancia. Un hígado flojo con acumulación de toxinas puede causar náuseas, dolores de cabeza, indigestión, pérdida de apetito, estreñimiento, sudores fríos e ictericia. Los problemas del hígado usualmente incluyen congestión, hepatitis y pereza. El hígado es un órgano con poder desintoxicante y produce la bilis. Las 3 enfermedades más comunes del hígado son: cáncer del hígado, cirrosis y hepatitis.

COMBINACIONES HERBÁCEAS

NO. 1

REMOLACHA — nutritiva para las funciones del hígado, ayuda a corregir las enfermedades del hígado.

DIENTE DE LEÓN — estimula el hígado, desintoxica venenos, despeja el hígado de obstrucciones.

PEREJIL — limpia el hígado de impurezas tóxicas.

COLA DE CABALLO — rica en vitaminas y minerales, ayuda en la circulación, construye y da tono al cuerpo, es diurética.

HEPÁTICA — aporta vitamina K y otros nutrientes importantes para fortalecer el hígado, sana el hígado dañado.

ABEDUL — tiene propiedades naturales para la limpieza de la sangre, alto contenido de vitaminas y minerales.

LOBELIA — usado como antídoto, elimina obstrucciones del cuerpo y es sedante.

CARDO BENDITO — tónico general para el organismo, estimula la bilis del hígado, purifica la sangre.

ANGÉLICA — ayuda a eliminar las toxinas del hígado y bazo, tonificante para armonía mental y física.

MANZANILLA — destruye las toxinas en el hígado, tiene propiedades curativas, ayuda para el insomnio.

GENCIANA — estimula el hígado, es rica en hierro, da fuerza al organismo y ayuda a la digestión.

SOLIDAGA — estimula la circulación, el funcionamiento de los riñones y fortalece el organismo.

NO. 2

AGRACEJO — corrige las secreciones del hígado (causa que la bilis fluya más libremente).

JENGIBRE — trabaja como un estimulante difusivo.

CORTEZA DE NUDOSA — buena para la congestión y endurecimiento del hígado.

HINOJO — ayuda a mover la materia impura del cuerpo.

HIERBA BUENA — limpia y fortalece el organismo entero

CAMOTE SILVESTRE — bueno para el endurecimiento y bloqueo del hígado.

HIERBA GATERA — usada como tónico ayuda a fortalecer el hígado y vesícula biliar.

OTROS USOS

bazo
limpia manchas de la vejez
páncreas
riñones
vesícula

APOYO ALIMENTICIO

VITAMINA A — promueve la digestión y asimilación de los alimentos.

COMPLEJO B — provee aminoácidos, fortalece el organismo.

VITAMINA B6 — promueve la digestión y eliminación.

VITAMINA B12 — ayuda en la digestión, asimilación y eliminación.

VITAMINA C — con propiedades desintoxicantes, cura infecciones.

VITAMINA D — almacenada en el hígado para tener una sensación completa de salud.

VITAMINA E — ayuda a reducir el ácido úrico.

VITAMINA K — ayuda al hígado a tener una función apropiada de absorber la comida.

MAGNESIO — estimula el hígado.

AZUFRE — ayuda al hígado y secreción de la bilis.

ZINC — ayuda en la digestión, ayuda al equilibrio ácido-alcalino.

INOSITOL — ayuda a evitar los problemas de la vesícula biliar ayuda a evitar grasa en el hígado.

METIONINA (AMINOÁCIDO) — necesario para la regeneración del hígado, remueve las impurezas venenosas del hígado y protege el hígado.

VEGETALES — alcachofa, coliflor, col rizada, escarola, pimiento verde, granadas, membrillo, frambuesas, fresas y mandarinas.

JUGOS DE FRUTA FRESCA — limpian el hígado, fortalecen el organismo.

FRUTAS — manzanas, cerezas, arándanos, uvas, granadas, ciruelas, membrillos, frambuesa, fresas y mandarinas.

ESTIMULANTE DEL HÍGADO Y PÁNCREAS — nuez moscada, 1/2 cucharadita, cardamomo, una pizca, agua pura en una taza caliente; esto ayuda al páncreas a descargar los jugos y reconstruye el hígado.

JUGO DE ZANAHORIA — limpia y nutre el hígado.

TÉ DE DIENTE DE LEÓN — limpia el hígado.

AJO — ayuda a desintoxicar las bacterias de los intestinos.

GRANOS, FRIJOLES — proteínas, ayudan a la formación de enzimas importantes, hormonas y producción de anticuerpos.

UVAS — ayuda a las enfermedades del hígado, ictericia y estimula el flujo de la bilis.

BERRO Y PEREJIL — alivian la inflamación del hígado.

ACEITE DE OLIVA EN NARANJA O JUGO DE LIMÓN — ayuda a disolver la bilis dura.

EVITE — azúcar, almidones, grasas, huevos, crema, especias, alcohol, chocolate y bebidas con cafeína.

MEDICAMENTO ORTODOXO RECETADO

CHOLESTYRAMINE — elimina los ácidos biliares en donde existen problemas de hígado y cuando hay demasiado ácido biliar en el cuerpo.

Efectos secundarios:

estreñimiento

Menos comunes:

dolores severos de estómago
náusea y vómito
pérdida de peso (no usual)

KANAMYCIN — antibiótico usado para ayudar a disminuir los síntomas de coma hepático, una complicación de la enfermedad del hígado.

Efectos secundarios:

cierta pérdida de la audición
demasiada sed
desmayo
irritación de la boca o del recto
mareos
náusea
torpeza
vómito

INTESTINOS

Un intestino con poca actividad puede causar que las impurezas tóxicas se absorban a través de la pared intestinal, entren a la sangre y se acumulen en los tejidos. Las toxinas acumuladas en los tejidos pueden causar la destrucción de las células. Otros problemas que pueden venir son mala digestión, fatiga, mala circulación y otros achaques por una dieta mala.

COMBINACIÓN HERBÁCEA

NO. 1

CÁSCARA SAGRADA — restaura el tono al intestino relajado, limpia y nutre al organismo.

ESPINO CERVAL — estimula la bilis, buena para el estreñimiento, calma la via gastrointestinal.

REGALIZ — laxante suave, da energía, benéfica para el hígado.

PIMIENTO ROJO — estimula los intestinos, es un limpiador interno y aumenta el poder de otras hierbas.

JENGIBRE — estimulante interno, concentra la acción de otras hierbas y asienta el estómago.

AGRACEJO — aumenta la bilis, calma los nervios, limpia todo el organismo.

HIERBA RASTRERA — antibiótico, tonificante, limpia la via urinaria, diurético.

TRÉBOL ROJO — limpia de mucosidad el organismo, combate infecciones, rica en minerales y hierro.

LOBELIA — elimina obstrucciones en todas partes del cuerpo, relaja, cura los intestinos.

NO. 2

CÁSCARA SAGRADA — estimula la vesícula, ayuda a los problemas del hígado, estimula las glándulas suprarrenales.

RUIBARBO — reduce la presión alta, buena para diarrea crónica, reduce la inflamación.

SELLO DE ORO — antibiótico potente, desinflama, fortalece el hígado, cura.

PIMIENTO ROJO — aumenta la circulación de la sangre, distribuye las hierbas a través del organismo.

JENGIBRE — calma el sistema nervioso, ayuda a los gases intestinales.

AGRACEJO — propiedades antisépticas fuertes, limpia la sangre, elimina la materia putrefacta del estómago e intestinos.

LOBELIA — elimina la congestión de mucosidad en el organismo; relaja.

HINOJO — reduce los gases, cólicos y espasmos, nutre el organismo.

FRAMBUESA — buena para los problemas del estómago; fortalece el organismo y abastece nutrientes.

OTROS USOS

colitis
colon
diarrea
estreñimiento
garrotillo
limpiador
mal aliento
malestar intestinal
mucosidad intestinal
parásitos

APOYO ALIMENTICIO

VITAMINA A — promueve la digestión y asimilación de alimentos.

COMPLEJO B — evita el agotamiento del organismo, ayuda a la resistencia a las enfermedades y da energía al cuerpo.

VITAMINA C — protección para todo el organismo, protege los tejidos para resistir enfermedades.

VITAMINA D — ayuda a absorber el calcio y minerales, es esencial para mantener un metabolismo normal.

VITAMINA E — mejora la circulación y reduce el ácido úrico, protege el cuerpo de los virus.

VITAMINA F — lubrica las células dándoles tonicidad y elasticidad.

CALCIO — construye la sangre y modela la acción peristáltica.

MAGNESIO — ayuda a prevenir el estreñimiento, alcaliza el organismo.

ZINC — ayuda a la digestión, asiste al cuerpo para la absorción del complejo B.

AGUA PURA — limpia los intestinos.

FRUTA FRESCA Y JUGO DE VEGETALES — provee nutrientes fáciles de asimilar.

YOGURT — restaura la bacteria buena en el organismo.

KEFIR — rica en enzimas para intestinos saludables.

CONSUELDA Y PEPSINA — ayuda a digerir las proteínas.

JUGO DE PAPAYA — ayuda a la digestión para aliviar las infecciones en el colon y ayuda a deshacer la pus y mucosidades.

BANANA — alivia los intestinos, debe estar madura.

MIJO — baja en almidones fácil de digerir.

SUERO DE LECHE — rico en nutrientes, ayuda a utilizar el calcio, fácilmente digerible.

TABLETAS PARA LA DIGESTIÓN DE PROTEÍNAS — ayuda a que el alimento se digiera y cura los intestinos; importante para digerir la carne.

MEDICAMENTO ORTODOXO RECETADO

SULFASALAZINE — para controlar la inflamación de los intestinos y enfermedades como la enterocolitis.

Efectos secundarios

Sensibilidad a la luz
Dolores de cabeza continuos
Comezón
Cansancio y debilidad

Menos comunes

dificultad en deglutir
dolor de articulaciones y músculos
inexplicables dolores de garganta o fiebre
palidez
pérdida de piel
piel y ojos amarillentos
sangrado o hematomas no comunes
sarpullido

PULMONES

La mucosidad excesiva en los pulmones puede convertirse en una enfermedad inflamatoria crónica. Puede ser causada por el garrotillo, tosferina, neumonía, pleuresía, bronconeumonía e irritación por inhalar aire contaminado.

Los síntomas son: tos, expectoración y dificultad en respirar. Los enemas pueden ser muy útiles para limpiar el veneno del cuerpo y darle la oportunidad de sanar. La bronquitis es una infección en los conductos bronquiales. Puede haber fiebre. Además es acompañada por dolor de espalda y músculos, dolor de garganta y tos seca. El asma es una condición respiratoria crónica caracterizada por dificultad para respirar, tos frecuente y sensación de sofocamiento. Los ataques pueden ser causados por tensión emocional y física, infección respiratoria, aire contaminado o un cambio de temperatura. Los pulmones son parte de los órganos eliminatorios.

La susceptibilidad a enfermedades respiratorias aumenta por la contaminación, fumar, fatiga, frío, mala nutrición y alergias.

COMBINACIONES HERBÁCEAS

NO. 1

CONSUELDA — cura los pulmones, sana y protege el sistema respiratorio.

FENUGRECO — suaviza y disuelve las mucosidades endurecidas, elimina la flema y mucosidad, elimina las infecciones.

NO. 2

CONSUELDA — elimina mucosidad, reduce las fiebres y desinflama los tejidos.

MALVAVISCO — cura y restablece nuevos tejidos celulares.

GORDOLOBO — tiene propiedades antibióticas para el sistema respiratorio.

OLMO AMERICANO — alivia inflamación de las membranas mucosas.

LOBELIA — relaja y despeja la materia viscosa de los conductos pulmonares.

NO. 3

CONSUELDA — elimina la mucosidad de los pulmones, cura y calma; tonificante.

MALVAVISCO — alivia los tejidos irritados de los pulmones, elimina la flema difícil, relaja los conductos bronquiales.

PAMPLINA — antiséptico de la sangre, alivia el estómago e intestinos, limpiándolos.

LOBELIA — remueve las obstrucciones del sistema respiratorio, relaja y limpia los pulmones.

GORDOLOBO — calma la irritación de los nervios, rebaja el dolor, induce un sueño más relajado contiene potasio. La falta de potasio en el cuerpo causa asma.

OTROS USOS

alergias
asma
bronquitis
enfisema
fiebre del heno
garrotillo
gripe
mucosidad
neumonía
pulmones congestionados
sinusitis
sistema respiratorio superior
tos
tosferina

APOYO ALIMENTICIO

VITAMINA A — buena para curar los tejidos pulmonares.

COMPLEJO B — especialmente B12, fortalece la sangre.

VITAMINA B6 — su deficiencia ocurre en algunos pacientes con asma.

VITAMINA C — combate la infección y acelera el alivio.

VITAMINA D — trabaja con la vitamina A, ayuda a sostener el cuerpo contra enfermedades.

VITAMINA E — protege contra la contaminación, ayuda al cuerpo a usar más eficientemente el oxígeno en los problemas de los pulmones.

BIOFLAVONOIDES CON RUTINA — trabajan con la vitamina C y fortalece los capilares.

ÁCIDO FÓLICO — ayuda a fortalecer los pulmones.

POTASIO — se encuentra en los tomates, lechuga, nabo, diente de león, verduras, apio, berenjenas, rábanos, brotes, kohlrabi y melones.

AGUA DE CEBADA — contiene hordonino que rebaja los espasmos bronquiales.

DIETA LIMPIADORA — ayuda a eliminar mucosidades, durante la dieta limpiadora los gérmenes son quemados, oxidados y eliminados; las mucosidades son dispersadas.

AJO — actúa como un antibiótico matando gérmenes, ayuda a disolver mucosidades de los conductos bronquiales, pulmones y conductos nasales.

MIEL — limpia los pulmones, alivia la tos y los espasmos.

AYUNO DE FRUTAS, JUGOS — limpia y nutre el cuerpo.

JUGO DE UVA — limpia las mucosidades y flemas de los pulmones.

VINAGRE Y AGUA — tiene un efecto limpiador.

AGUA PURA — pérdida de líquidos aumenta su necesidad.

TÉ HERBÁCEO — limpia las células y provee nutrición.

PIÑA FRESCA Y BAYAS — casi toda fruta agria ayuda a disolver la mucosidad de los pulmones.

MEDICAMENTO ORTODOXO RECETADO

PENICILINA-ANTIBIÓTICOS

Efectos secundarios

Comezón
Problemas al respirar
urticaria
sarpullido

Efectos menos comunes

cansancio y debilidad anormales
diarrea
dificultad al respirar
hinchazón de cara y tobillos
náusea
sangre en la orina
vómito

TETRACICLINA — para bronquitis y dolor de garganta en niños.

Efectos secundarios

diarrea
dolor de la boca
interferencia en el crecimiento de los huesos.
malestar estomacal
manchas y deformidad de los dientes
sarpullido

Medicamentos conocidos para el asma son PREDNISONE E ISOPROTERENOL como inhalador.

Efectos secundarios

convulsiones
detención en el crecimiento de niños
glaucoma
úlceras pépticas

ISOPROTERENAL — arritmia cardíaca y hasta muerte.

MENOPAUSIA

Menopausia es el período en la vida de la mujer que marca la terminación de la actividad menstrual. Esta ocurre entre los 35 a 58 años. Quirúrgicamente la menopausia ocurre a casi el 30% de las mujeres en EE.UU. entre 50 y 64 años de edad. Los síntomas de la menopausia son bochornos, trastornos de calcio, insomnio, disminución en apetito sexual, irritabilidad e inestabilidad. Una dieta mala, falta de ejercicio y tensión emocional pueden aumentar los síntomas de la menopausia.

COMBINACIONES HERBÁCEAS

NO. 1

CIMÍFUGA — contiene estrógeno natural, ayuda a los bochornos, actúa como un sedante, contrae el útero.

REGALIZ — estimula las glándulas suprarrenales, contiene estrógeno, abastece energía.

FALSO UNICORNIO — estimula los órganos reproductivos, ayuda a los desórdenes del útero, dolores de cabeza y depresión.

GINSÉN SIBERIANO — estimula el cuerpo entero, nutre la sangre, corrige el desequilibrio hormonal.

ZARZAPARRILLA — contiene progesterona y cortin que ayudan a lograr equilibrio hormonal.

YERBA TORA — tonifica al útero, ayuda a los riñones en la eliminación de la orina.

CARDO BENDITO — bueno para los desórdenes menstruales, dolores de cabeza, tonificante.

OTROS USOS

bochornos

desequilibrio hormonal
impotencia sexual
malfuncionamiento glandular
náuseas de embarazo
problemas del útero
problemas menstruales

APOYO ALIMENTICIO

VITAMINA A — normaliza la actividad glandular.

COMPLEJO B — para los nervios y la absorción de hierro.

VITAMINA B6 — reduce la hinchazón y retención de agua.

VITAMINA C — ayuda a aumentar la resistencia a la infección.

VITAMINA E — aumenta la producción de hormonas, promueve las funciones de las glándulas sexuales, ayuda contra los bochornos y la sequedad de la vagina.

VITAMINA F — promueve curación y fabrica los tejidos.

MULTIVITAMINAS Y MINERALES — natural para dar fuerza.

PANTOTÉNICO Y PABA — rebaja la irritabilidad de los nervios.

EQUILIBRIO DE CALCIO Y FÓSFORO — el calcio reduce los bochornos.

HIERRO — para energía y oxígeno.

MAGNESIO — trabaja con el complejo B para controlar los nervios.

POTASIO — ayuda a rebajar la hinchazón y espasmos musculares.

ACIDÓFILOS — pueden ayudar en casos de vaginitis y quistes.

LEVADURA DE CERVEZA — fortalece al cuerpo, nutre las células.

AJO — puede ayudar en la infección micótica.

ALGA MARINA — para anemia.

MEDICAMENTO ORTODOXO RECETADO

ESTRÓGENO — reemplazo hormonal

Efectos secundarios comunes

cambios en la visión
coágulos
dolor en el pecho, ingle y piernas
dolores de cabeza severos
hinchazón y dolor en el pecho
hinchazón de tobillos y pies
jaquecas
náusea
pecho, (bultos)
pérdida del apetito
pérdida de la coordinación
problemas de respiración
problemas al hablar

MIGRAÑA

La migraña es un tipo de dolor a causa de la constricción o dilatación alternada de los vasos sanguíneos en el cerebro. La causa exacta no se sabe pero la tensión emocional juega en papel muy grande. Los síntomas incluyen dolor intenso, náusea y problemas visuales.

COMBINACIÓN HERBÁCEA

NO. 1

FENUGRECO — mata la infección, antiséptico fuerte.

TOMILLO — poderes antisépticos y curativos, limpia el estómago

OTROS USOS

acidez estomacal
bronquitis
digestión
dolor de cabeza
lombrices
mucosidad
sinusitis
APOYO ALIMENTICIO
COMPLEJO B — nutrición general, estimulante, útil a la energía del cerebro y tejidos nerviosos.
VITAMINA C — usado diariamente ayuda a proteger contra el estrés o tensión.
CALCIO — calma los nervios, necesario en tiempo de estrés.
LECITINA — ayuda a controlar los nervios.
MULTIMINERALES — fortalece el organismo.
NIACINA — previene las enfermedades nerviosas, fomenta la buena salud mental y física
RUTINA — necesaria para capilares sanos.
AGUA PURA — limpia el organismo.
LEVADURA DE CERVEZA — contiene proteínas completas, y complejo B, es muy útil para los dolores de cabeza de migraña.
JUGO DE ZANAHORIA Y APIO — se dice que alivia los dolores de cabeza y migrañas.
BROTES — ricos en clorofila, la cual es la "sangre" en las plantas, y es similar a la sangre humana.
VINAGRE (DE EXTRACTO DE MANZANA) — con miel en agua; alivia el dolor de cabeza y migrañas.
Evite las carnes rojas, porque causan acumulación de ácido úrico en el organismo.

MEDICAMENTO ORTODOXO RECETADO

INDERAL — ha llegado a ser popular para los dolores de cabeza. Para personas de más de 60 años de edad, es eliminado del cuerpo más lentamente, así que son más susceptibles a los efectos secundarios.

Efectos secundarios

debilidad
diarrea
dificultad al respirar
flojera
leves dolores de cabeza
molestias estomacales

METHYSERIDGE — se dice que puede curar la migraña

Efectos secundarios

caída del cabello
espasmos en las piernas y pantorrillas
indigestión
pérdida de peso
tobillos inflamados

ENFERMEDADES NERVIOSAS

Los desórdenes nerviosos se manifiestan por la inestable acción de los nervios, excitabilidad y un estado de inquietud mental y física o ambas. El sistema nervioso es vital. Transmite todos los atributos sensoriales como el sonido, vista, gusto, olfato y tacto al cerebro y controla el trabajo de los órganos. Ayuda a mantener la temperatura del cuerpo y la presión de la sangre. Las causas de éstos desórdenes pueden incluir falta de una nutrición apropiada y desórdenes orgánicos, excesivo trabajo, preocupaciones, demasiado ruido y problemas físicos. Ejercicio, incluyendo ejercicios de respiración (una fosa nasal a la vez) ayuda a los desórdenes nerviosos.

COMBINACIONES HERBÁCEAS

NO. 1

CIMÍFUGA — contiene propiedades alcaloides para los nervios.
PIMIENTO ROJO — estimula la distribución de las hierbas a todas las partes del cuerpo donde se necesiten.
VALERIANA — reduce el dolor, relaja la tensión nerviosa.
MUÉRDAGO — tonifica y fortalece los nervios, tranquilizante natural.
JENGIBRE — ayuda a unificar la acción de las hierbas, ayuda a relajar, las hierbas trabajan más efectivamente.
ST. JOHNSWORT — excelente para el dolor.
LÚPULO — sus propiedades sedantes lo hacen un relajante excelente. Contiene vitaminas B para los nervios.
BETÓNICA — nervina, ayuda en la histeria, útil cuando se usa con otras hierbas.

NO. 2

CIMÍFUGA-Efecto calmante en el sistema nervioso, reduce la presión de la sangre.
PIMIENTO ROJO — estimula la acción de otras hierbas; aumenta la circulación de la sangre, ayuda a eliminar las impurezas tóxicas.
VALERIANA — efectivo sedante en el organismo entero, remedio para las enfermedades nerviosas.
MUÉRDAGO — da tono a los nervios, restablece la circulación

de la sangre.

ZUECO — tonifica el sistema nervioso agotado, calma al cuerpo y mente.

LOBELIA — poderoso relajante para los nervios. Poderes curativos para los vasos sanguíneos.

ESCULETARIA — controla la irritación de los nervios, buena para el insomnio causado por la mente hiperactiva.

LÚPULO — tónico general, induce el sueño, sedante para el sistema nervioso.

BETÓNICA — limpia las impurezas de la sangre, sedante efectivo.

OTROS USOS

ansiedad
convulsiones
depresión nerviosa
dolores de cabeza
hiperactividad
histeria
insomnio
relajante
tensión nerviosa

APOYO ALIMENTICIO

VITAMINA A — trabaja con la vitamina D y E para combatir infecciones; fomenta el desarrollo, reparando los tejidos del cuerpo.

VITAMINA B — necesarias para la función normal del sistema nervioso.

B1 — importante para un sistema nervioso saludable; afecta la actitud mental.

B3 — ayuda a la depresión.

B12 — necesaria para nervios saludables y del cerebro, previene enfermedad nerviosa.

B6 — efecto calmante sobre los nervios, evita enfermedad nerviosas.

VITAMINA C — trabaja con la vitamina D en la regulación del calcio en el metabolismo, promueve la salud en el organismo, la falta de vitamina C causa irritabilidad.

CALCIO — relaja y calma los nervios, magnesio es necesario para la absorción apropiada.

VITAMINA D — vitamina para los nervios, ayuda a relajar.

HIERRO — da bienestar, aumenta la energía y vitalidad.

LISINA (AMINOÁCIDO) — su falta causa irritabilidad.

MAGNESIO — nutre los nervios, ayuda en trastornos emocionales.

NIACINA — produce sensación de felicidad.

ÁCIDO PANTOTÉNICO — fortalecedor para la tensión.

POTASIO — da fuerza al sistema nervioso.

TIROSINA (AMINOÁCIDO) — controla la depresión junto con la vitamina B6 y la niacina.

MANZANAS — tónico saludable y regulador de los intestinos. Se dice que previenen las perturbaciones emocionales, tensión y dolores de cabeza.

ALCACHOFAS — limpian los riñones, ayudan a la digestión.

MELAZA NEGRA — rica en hierro, da energía al cuerpo.

SALVADO — contiene aminoácidos naturales, necesarios para un cuerpo saludable, mantiene el colon limpio.

LEVADURA DE CERVEZA — abastece de proteínas vivas y vitaminas B.

COL DE BRUSELAS — alimento tonificante, bueno para accesos catarrales.

COLIFLOR — purifica la sangre, rica en minerales.

FRUTAS — papaya, guaba, acerola, nutren, ayudan a la digestión, limpian el tracto digestivo.

LECHUGA — calma los nervios.

TÉS — fenugreco, manzanilla (es un tranquilizante efectivo), además de limpiar el organismo de impurezas.

VEGETALES Y JUGOS NATURALES — zanahoria, betarraga y repollo, limpian y nutren el cuerpo.

GERMEN DE TRIGO — provee vitaminas del complejo B.

GRANOS ENTEROS — trigo sarraceno, cebada y mijo.

MEDICAMENTO ORTODOXO RECETADO

VALIUM — es recetado para la tensión nerviosa.

Efectos secundarios

adormecimiento
desmayos
entorpecimiento
inestabilidad
mareos

Efectos menos comunes

acidez estomacal
cansancio anormal
diarrea
dolor de cabeza
dolores de estómago
estreñimiento
síntomas de resaca
torpeza al hablar
visión borrosa

PÁNCREAS

El páncreas ejecuta dos funciones importantes. Es necesario para producir los ácidos pancreáticos, los cuales se usan para la digestión; además produce insulina. Los síntomas de la pancreatitis pueden ser indigestión ácida, náusea, dolor y gas.

COMBINACIONES HERBÁCEAS

NO. 1

SELLO DE ORO — insulina natural, regula el azúcar en la sangre, alimenta las glándulas, aumenta la resistencia a la enfermedad.

BAYAS DE ENEBRO — ricas en insulina natural, ayudan a restaurar la función del páncreas.

GAYUBA — regula los niveles del azúcar, alivia los problemas del páncreas.

RÁSPANO — rico en insulina natural, ayuda a aliviar la hiperglucemia.

GORDOLOBO — propiedades antibióticas, nutre el cuerpo, fortalece, calma los nervios.

CONSUELDA — calma y cura todas partes del cuerpo, rica en proteínas, nutritiva.

MILENRAMA — limpia la sangre, dilata los poros, produce sudor y elimina la congestión.

AJO — estimula el crecimiento y actividad de las células; rejuvenece las funciones del cuerpo.

PIMIENTO ROJO — ayuda a aliviar el páncreas, aumenta y regula la circulación, nutre.

DIENTE DE LEÓN — aumenta la actividad del páncreas, limpia las obstrucciones, limpia la sangre, tonificante.

MALVAVISCO — sana al organismo, elimina la flema y es rico en vitamina A y minerales.

BUCHU — benéfico para eliminar el ácido úrico, cura la vía géni-
to-urinaria.

BISTORTA — benéfica para las enfermedades infecciosas, tonificante, contiene algo de insulina.

REGALIZ — aumenta la fuerza de otras hierbas. Abastece de
energías al organismo.

NO. 2

ENEBRO — rico en insulina natural, ayuda a restablecer las funciones del páncreas, es un antibiótico natural.

GAYUBA — ayuda a regular el exceso de azúcar en el organismo
y las enfermedades del páncreas.

REGALIZ — da energía, aumenta el poder de otras hierbas.

PIMIENTO ROJO — efectos curativos para el páncreas; aumenta y regula la circulación.

GORDOLOBO — calmante de los nervios, nutre y fortalece el
cuerpo, es antibiótico.

SELLO DE ORO — insulina natural, regula los niveles del azúcar, fortalece las glándulas, aumenta la resistencia a la enfermedad, crea inmunidad natural.

OTROS USOS

bazo
glucosuria
hígado
hiperglucemia (por ayuno)
intolerancia de la glucosa
problemas de azúcar en la sangre
riñones
vesícula biliar

APOYO ALIMENTICIO

VITAMINA A — apoya al mantenimiento normal de la actividad glandular.

COMPLEJO B — estimulante nutricional general.

VITAMINA C — promueve la actividad glandular, ayuda a infecciones.

VITAMINA E — reduce el ácido úrico, aumenta la producción de hormonas.

CALCIO — calma los nervios, produce sangre, promueve la estimulación de enzimas.

MAGNESIO — estimula las glándulas, alcaliniza el organismo.

MANGANESO — elemento esencial, actúa como un activador para las enzimas.

NIACINA — promueve el crecimiento estimulando el proceso del metabolismo.

POTASIO — aumenta las secreciones glandulares.

ZINC — ayuda a todo el sistema endocrino entero.

FRUTAS (CRUDAS, FRESCAS) — limpian los intestinos, nutren.

MELAZA — rica en hierro.

NUECES — contienen proteína necesaria para las células.

SEMILLAS, CALABAZA — limpian y nutren todo el cuerpo, transportan nutrientes a varias partes del cuerpo.

VERDURAS — abastecen enzimas vivas.

COMIDA CRUDA — aumenta la producción de insulina.

PROTEÍNAS (COMO LAS DEL QUESO, YOGURT, NUECES, SEMILLAS Y AGUACATE O PALTA) — son necesarias para las células del cuerpo.

MEDICAMENTO ORTODOXO RECETADO

INSULINA — pertenece a las hormonas recetadas como medicinas. Si el cuerpo no produce suficiente insulina para cubrir sus necesidades, puede desarrollarse la diabetes melitus (diabetes de azúcar). Los alimentos correctos, el ejercicio apropiado y el uso de insulina ayudan a mantener la salud en equilibrio.

Se extrae de la carne de res y puerco y muchas preparaciones de insulina contienen una mezcla de ambas. La insulina tiene que ser inyectada debajo de la piel, porque cuando se toma, es destruida por los ácidos del estómago.

Pueden ocurrir reacciones a la insulina, siendo los síntomas:

adormecimiento
ansiedad
cansancio y debilidad (no usual)
demasiado apetito
dolores de cabeza
escalofríos
náusea
nerviosismo
piel fría y pálida
pulso rápido
sudor frío
temblor

PARÁSITOS

Un parásito es un organismo que vive, dentro, sobre, o a expensas de otro organismo conocido como huésped sin contribuir para nada a que el anfitrión pueda vivir. Se ha dicho que los parásitos afectan a un porcentaje grande de la población causando muchos síntomas donde se culpa a otras condiciones como neumonía, ictericia o tiricia. Los síntomas pueden incluir diarrea, pérdida de apetito, dolor cuando hay hambre, pérdida de peso y anemia, la solitaria se puede adquirir por comer alimento insuficientemente cocido, especialmente las carnes de res, puerco y pescado.

COMBINACIÓN HERBÁCEA

NO. 1

SEMILLAS DE CALABAZA — arrojan las solitarias eficientemente, nutritivo.

RAÍZ DE VERÓNICA — promueve las secreciones intestinales, tonifica y es suave al hígado.

MANDRÁGORA — contiene compuestos contra los tumores, estimulante glandular, limpia el hígado.

VIOLETA — contiene propiedades que alcanzan lugares donde sólo la sangre y líquidos linfáticos pueden penetrar.

CONSUELDA — excelente para limpiar el cuerpo, sobre todo tonificante; cura y nutre el organismo.

CÁSCARA SAGRADA — laxante sin riesgo, limpiador; efecto estimulante del colon.

HAMAMELIS — uso interno para inflamaciones; detiene las hemorragias internas.

GORDOLOBO — calmante en toda inflamación e irritación de los nervios, bueno para hemorragias intestinales.

OLMO AMERICANO — calma y elimina la inflamación, elimina impurezas, cura todo lugar que lo necesite en el cuerpo.

OTROS USOS

cáncer
intestinos (limpia)
lombrices
próstata
toxinas (elimina)
tumores

APOYO ALIMENTICIO

VITAMINA A — mejora la resistencia a infecciones en la vía gastro intestinal.

COMPLEJO B — mejora la sangre, tonifica los músculos, actúa como un estimulante general nutritivo.

VITAMINA B6 — fomenta el apetito, digestión, asimilación y eliminación.

VITAMINA B12 — mejora el abastecimiento de la sangre, fomenta el crecimiento, evita enfermedades nerviosas.

VITAMINA C — desintoxica el organismo y lo fortalece.

VITAMINA D — necesaria para buen cuerpo y salud.

VITAMINA K — ayuda a la buena coagulación de la sangre y controla su consistencia.

CALCIO — promueve la estimulación de enzimas, calma los nervios, usada como calmante del dolor.

HIERRO — aumenta la energía y vitalidad, alcaliza el organismo.

FRUTAS, FRESCAS, CRUDAS — fomentan un cuerpo saludable con enzimas vivas.

AJO — antibiótico, ayuda a destruir parásitos.

VEGETALES, (FRESCOS CRUDOS) — fomentan un cuerpo saludable con enzimas vivas.

Un colon limpio ayuda a eliminar la formación de parásitos. Use pan de trigo integral en vez de blanco; use miel en vez de azúcar, vitaminas y minerales naturales en vez de artificiales.

MEDICINA ORTODOXA RECETADA

Algunas medicinas son efectivas pero pueden ocasionar un shock al organismo y pueden impedir los funciones del hígado y otros órganos.

PYRVINIUM — POVAN — usada para la infestación de lombrices. El medicamento es una tintura que tiñe de color rojo los excrementos. Puede manchar los dientes.

Efectos secundarios:

calambres de estómago
desmayos
diarrea
escaldaduras
mareos
náusea
sensibilidad a la luz
vómito (de color rojo)

DOLOR

Sensación de trastorno, molestia o aflicción a causa de la provocación de los nervios sensoriales. Es un síntoma y su causa es lo importante. Pueden haber muchas causas de dolor y éste puede producir tensión emocional y falta de sueño, por eso es importante encontrar un remedio natural para el dolor.

COMBINACIONES HERBÁCEAS

NO. 1

VALERIANA — tonifica los nervios, alivia el dolor de cabeza.
LECHUGA SILVESTRE — ayuda a los dolores después del parto
    y curativo general para el dolor.
PIMIENTO ROJO — estimulante, relajante.

OTROS USOS

espasmos
dolor de postparto
dolor de cabeza

dolor de muelas
relajante

APOYO ALIMENTICIO

COMPLEJO B — B1, B2, B6 y B12 calman los nervios.

VITAMINA A — lubrica todas las membranas ayudándolas a mantenerse limpias y libres de infecciones y virus.

VITAMINA C — desintoxica gérmenes del cuerpo.

VITAMINA D — relaja los nervios y ayuda a absorber calcio.

VITAMINA E — dilata los vasos capilares, disminuye el dolor.

CALCIO — alivia dolor de menstruación, calma los nervios.

ÁCIDO FÓLICO — necesitado cuando hay tensión.

MAGNESIO — ayuda al sistema nervioso y promueve sueño.

ÁCIDO PANTOTÉNICO — alivia la tensión.

FRUTAS, JUGOS — asimilados rápidamente por la sangre.

VEGETALES, JUGOS — limpian y nutren el cuerpo.

CAMOTE SILVESTRE — usado en muchas clases de dolor.

MEDICAMENTO ORTODOXO RECETADO

ASPIRINA Y PRODUCTOS RELACIONADOS CON ELLA.

Efectos Secundarios

arterioesclerosis
náusea
defectos de nacimiento
destruye la vitamina c y otras
hemorragias estomacales
reacciones alérgicas
zumbido en los oídos
irritación estomacal

Puede causar úlceras y ser peligrosa para los pacientes con úlcera.

POTASIO

Puede ser considerado generalmente como el mineral fundador de los tejidos musculares asegurando su elasticidad. El potasio y el sodio ayudan a regular el equilibrio de agua dentro del cuerpo. Además ayudan a normalizar los latidos del corazón y nutren el sistema muscular. El potasio es necesario para el crecimiento normal, es importante para preservar los fluidos alcalinos del cuerpo. Estimula los impulsos de los nervios en las contracciones musculares; ayuda al riñón a eliminar las impurezas venenosas del cuerpo. El potasio asiste en la conversión de glucosa en glucógeno, que es la forma en que la glucosa puede ser almacenada en el hígado.

COMBINACIONES HERBÁCEAS

NO. 1

ALGA MARINA — minerales y pedazos de elementos son de fortaleza al organismo, fortaleciendo a la sangre.

ALGA MARINA ROJA — rica en minerales, promueve salud glandular, fortalece los tejidos del corazón y del cerebro.

BERRO — rico en vitaminas y minerales, enriquece la sangre y aumenta la resistencia física.

REPOLLO SILVESTRE — contiene sílice, hierro y manganeso, es calmante.

RÁBANO — estimulante del metabolismo, contiene azufre, potasio y es rico en vitamina C. Es un antiespasmódico herbáceo.

COLA DE CABALLO — rica en sílice, el cual ayuda en la circulación, contiene calcio, hierro, fósforo; es rica en minerales, mejora la tonicidad de la piel.

OTROS USOS

alergias
cólico
congestionado, corazón
diarrea
estreñimiento
fiebres
fracturas
hipertensión
lastimaduras severas, como quemaduras

APOYO ALIMENTICIO

BANANA O PLÁTANO (MADURO) — rico en potasio, ayuda
a prevenir los gérmenes acumulados en los tejidos.
JUGO DE PATATA CRUDA — rica en potasio para las glándu-
las suprarrenales.
HOJAS DE MENTA — ricas en potasio.
PATATAS (COCIDAS) — la cáscara es rica en potasio, frescas
contienen cantidades moderadas de potasio.
SEMILLAS DE GIRASOL — ricas en potasio y proteína.
VERDURAS — ricas en minerales.
GRANOS ENTEROS — arroz, salvado, ricos en potasio.

MEDICAMENTO ORTODOXO RECETADO

LA ASPIRINA Y OTROS MEDICAMENTOS CAUSAN
PÉRDIDA DE POTASIO EN LA ORINA.
SODAS — muchas pueden causar pérdida de potasio.
THIAZIDINE DIURÉTICO — recetado para reducir la canti-
dad de agua en el cuerpo, aumenta el flujo de la orina. La pér-
dida de potasio aumenta cuando se usan diuréticos.

PRENATAL

Hay muchos cambios mentales y físicos durante el embarazo. La cantidad de sangre aumenta; pueden presentarse náuseas, especialmente matutinas; la necesidad de dormir aumenta. La necesidad nutricional de la madre aumenta, y la condición del feto y de la madre pueden mejorar con suplementos alimenticios.

Una manera de prepararse para el parto es usar hierbas. Ayudan a fortalecer el útero para un parto sin peligro y fácil.

COMBINACIONES HERBÁCEAS

NO. 1

CIMÍFUGA — controla hemorragias, nerviosismo y dolores de parto, reduce la presión alta.

CALABAZA VINATERA — usada para infecciones vaginales y urinarias ayuda a facilitar el parto, da fuerza al útero en el nacimiento del bebé.

LOBELIA — sedante para los nervios, elimina la congestión.

POLEO — suave, efectos tranquilizantes en el sistema nervioso central, ayuda a tener un parto sin peligro.

FRAMBUESA — fortalece el útero, alivia el dolor, ayuda a tener un parto fácil.

NO. 2

CIMÍFUGA — ayuda en desórdenes del útero, trabaja como sedante pera dolores de cabeza, baja la presión de la sangre.

FALSO UNICORNIO — tonificante para el organismo, fortalece los ovarios, rico en trazas minerales.

CALABAZA VINATERA — trabaja como un sedativo natural de los nervios, estimula y regula la cantidad de contracciones.

CARDO BENDITO — ayuda a promover el flujo natural de la leche materna. Elimina la congestión ocasionada por la mucosidad excesiva.

LOBELIA — sedativo suave, usado en problemas de orina, elimina la congestión.

POLEO — usado antes del parto, trabaja en el sistema nervioso central.

FRAMBUESA — fortalece los órganos femeninos, previene las hemorragias y regula las contracciones de los músculos del útero durante el parto y reduce los dolores falsos de parto.

OTROS USOS

cólicos menstruales
nacimiento del bebé, parto
regulador hormonal
útero (fortalece)

APOYO ALIMENTICIO

COMPLEJO B — especialmente la vitamina B6, calma los nervios, aumenta el relajamiento, restaura el sueño, previene las náuseas del embarazo.

VITAMINA C — elimina infecciones, promueve la formación de dientes saludables, fortalece los vasos sanguíneos, crea resistencia a las infecciones.

VITAMINA D — regula los minerales en el metabolismo de los huesos, dientes y uñas.

VITAMINA K — ayuda a la coagulación de la sangre y evita hemorragias durante el parto.

BIOFLAVONOIDES — fortalece los vasos sanguíneos.

CALCIO — gran cantidad se necesita para mantener saludables los huesos y dientes; el bebé utiliza grandes cantidades.

HIERRO — enriquece la sangre, nutre los tejidos

TIAMINA — en embarazos tardíos, fortalece la sangre, entona los músculos. Estimulante nutritivo, nutre los nervios.

FRUTA FRESCA — fortalece y nutre el cuerpo.

PROTEÍNAS — diariamente, nutren las células (leche yogurt, granos enteros, nueces, frijoles, lentejas, huevos, queso y pescado).

VEGETALES FRESCOS — proveen vitaminas y minerales necesarios al cuerpo.

MEDICAMENTO ORTODOXO RECETADO

Evite bebidas con cafeína, apártese de los antiácidos. El bicarbonato, por el sodio que contiene, aumenta la retención de fluido. Los defectos de nacimiento pueden ser un resultado del daño al feto por medicinas, bacterias, mala nutrición o virus.

PROSTATA

La prostatitis es una inflamación de la glándula del sexo masculino: la próstata. Las hierbas pueden jugar un papel muy importante en la salud de las funciones de la próstata, y riñones; pueden ayudar a prevenir infecciones. Las hierbas, una dieta correcta, aire fresco y ejercicio pueden aliviar en la irritación crónica de la vejiga.

COMBINACIONES HERBÁCEAS

NO. 1

CIMÍFUGA — estimula las secreciones del hígado, riñones y glándulas linfáticas y elimina exceso de mucosidad.

REGALIZ — elimina el exceso de líquido del cuerpo, da energía, actúa como cortisona natural.

ALGA MARINA — promueve salud del sistema endocrino, alivia la inflamación y reduce el dolor en las glándulas.

GOTUKOLA — diurético, defiende el cuerpo contra toxinas, ayuda al equilibrio de las hormonas.

SELLO DE ORO — antibiótico y antiséptico para parar la infección y eliminar las toxinas de la vejiga.

PIMIENTO ROJO — estimulante, reduce la hinchazón de las glándulas, distribuye las otras hierbas.

JENGIBRE — ayuda a eliminar el exceso de impurezas del organismo, concentra efectivamente otras hierbas, estimula.

LOBELIA — elimina obstrucciones de cualquier parte del cuerpo, relajante y estimulante.

NO. 2

BAYAS DE ENEBRO — ricas en vitaminas C y otras propiedades antisépticas.

SELLO DE ORO — alivia la inflamación dolorosa; propiedades antibióticas y antisépticas potentes.

PIMIENTO ROJO — aumenta la potencia de las otras hierbas y distribuye su acción donde se necesiten, ayuda a reducir la hinchazón.

PEREJIL — trabaja para detener la infección y la inflamación de la próstata, rica en vitamina A, B y hierro.

JENGIBRE — ayuda a mantener la concentración de las demás hierbas, mata parásitos en la próstata.

GINSÉN SIBERIANO — fortalece el organismo.

GAYUBA — propiedades antisépticas para despejar la infección.

MALVAVISCO — ayuda al cuerpo a crear nuevos tejidos, cura dolencias.

REINA DE LOS PRADOS — diurético natural.

OTROS USOS

bazo
hígado
regulador de hormonas
riñones
vejiga
vía urinaria

APOYO ALIMENTICIO

VITAMINA A — ayuda en la tensión, irritabilidad, ayuda en las infecciones.

COMPLEJO B — especialmente B6, ayuda al equilibrio hormonal.

VITAMINA C — aumenta la resistencia contra toda infección.

VITAMINA E — esencial para la reproducción, estimula las hormonas masculinas.

VITAMINA F — ayuda a la glándula de la próstata.

ZINC — ayuda a absorber las vitaminas B y estimula la próstata.

CALCIO — ayuda a absorber los minerales.

MAGNESIO — necesario para el calcio vitamina c y el metabolismo.

ALMENDRAS, SEMILLAS DE SÉSAMO — ricas en calcio y potasio, valiosas para nutrir las células.

ESPÁRRAGOS — diurético natural.

ALCACHOFA — limpia la próstata y la vía urinaria.

POLEN DE ABEJA — estimula la potencia masculina, cura los problemas de la próstata.

GRANOS — contienen proteínas de calidad y vitamina de complejo B.

SEMILLAS DE CALABAZA — curan y nutren la próstata y la vía urinaria.

FRUTAS Y VEGETALES CRUDOS — proveen enzimas nece-

sarias para un organismo saludable.
SEMILLAS DE GIRASOL — ricas en proteínas y enzimas.
AGUA — tomar mucha para limpiar el organismo.
BERRO Y PEREJIL — diuréticos.

MEDICAMENTO ORTODOXO RECETADO

NALIDIXIC ACID — para infecciones de la próstata.

Efectos secundarios

cambios de color en la visión
comezón
diarrea
doble visión
exceso de brillo de luces
halos alrededor de la luz
náuseas
sarpullido
vista escasa y borrosa
vómito

Efectos secundarios poco comunes

adormecimiento
cansancio y debilidad
desmayos
hemorragia anormal
inexplicable dolor de garganta o fiebre
mareos
ojos y piel amarillenta
orina oscura
piel pálida
severo dolor de estómago

REDUCIR O BAJAR PESO

El bajar de peso es cuestión de frenar la cantidad de calorías que se comen y aumentar la actividad diaria. No hay una manera fácil para rebajar. El público norteamericano debería dejar de esperar una manera fácil. La única manera es dejar de esperar y empezar a cambiar los hábitos alimenticios. Se ha tomado años para acumular peso y tomará meses en perderlo. Las hierbas pueden ayudar al cuerpo a ajustarse bien al cambio, gracias al uso de suplementos de vitaminas y minerales. Las combinaciones actúan como un limpiador general del organismo, regulan el metabolismo, disuelven las grasas en el cuerpo y eliminan las ansias de tomar alimentos. Estimulan las secreciones de las glándulas, reducen la retención de agua, ayudan a la energía y alivian el estreñimiento.

COMBINACIONES HERBÁCEAS

NO. 1

PAMPLINA — disuelve la grasa de los vasos sanguíneos; el contenido de potasio ayuda a eliminar las ansias de alimentos.

MANDRÁGORA — limpia el hígado, elimina el estreñimiento, estimula las glándulas.

REGALIZ — da energías, contrarresta la tensión, ayuda al equilibrio de otras hierbas.

ALAZOR — ayuda a producir más adrenalina, insulina natural, ayuda digestiva.

EQUINÁCEA — purifica la sangre para sentirse bien, limpia la linfa, ayuda a la pérdida de peso.

NOGAL NEGRO — equilibra los niveles del azúcar, quema el exceso de toxinas y materia grasa.

GOTUKOLA — alimenta el cerebro, da energía a las células del cerebro; fortalece.

ESPINO BLANCO — fortalece el corazón, ayuda a la circulación, bueno para los nervios y tensión.

PAPAYA — calma el estómago, ayuda a la digestión.

HINOJO — limpia las membranas mucosas de la vía intestinal y expulsa las impurezas.

DIENTE DE LEÓN — fortalece el hígado, ayuda contra la retención del agua y destruye ácidos.

OTROS USOS

Energía
Limpiador
Estreñimiento
Retención de agua

APOYO ALIMENTICIO

COMPLEJO B — especialmente B6 y B12; necesario para el metabolismo normal del tejido nervioso y relacionado con las proteínas; metabolismo de grasas y carbohidratos.

VITAMINA C — mejora la alerta. Promueve la salud.

VITAMINA E — mejora la circulación, reduce el ácido úrico.

VITAMINA F — mejora la actividad del corazón.

FENILALANINA (AMINOÁCIDO NATURAL) — tiroides; controla el peso, aminora el apetito.

CALCIO — calma los nervios, da sueño, construye la sangre .

LECITINA — descompone los materiales grasos en el cuerpo, distribuye el peso, mantiene saludable al sistema nervioso.

MAGNESIO — estimula las glándulas, crea buena disposición.

PROTEÍNAS (VEGETALES) — como granos, semillas y nueces.

LEVADURA DE CERVEZA — fortalece el cuerpo y provee energía.

ALGA MARINA — ayuda a regular el metabolismo de la tiroides.

PIÑA — ayuda a la digestión y a reducir el exceso de peso.

BERRO — rico en minerales, vitaminas y clorofila.

GERMEN DE TRIGO — contiene complejo B y proteínas.

TODA COMIDA SALUDABLE — reduzca la cantidad que come usualmente y elimine los dulces.

MEDICAMENTO ORTODOXO RECETADO

DEXEDRINE — recetado por un período corto adjunto a la restricción de calorías. Puede formar hábito e hipertensión.

Efectos secundarios

dificultad en dormir
falsa sensación de bienestar
inquietud
irritabilidad
nerviosismo

PRECAUCIÓN: Después de sus efectos estimulantes pueden sobrevenir adormecimiento, temblores, cansancio, debilidad anormal, o depresión.

REJUVENECIMIENTO SEXUAL

Esta combinación ha sido usada para problemas de las hormonas masculinas, como impotencia. El impacto mayor en la hormona masculina testosterona está en las emociones. Si la producción de ésta cesa, se produce irritabilidad, enojo, y sentimiento de falta de sueño. La memoria puede empezar a fallar y algunos hombres sienten calores como las mujeres que están en la menopausia.

COMBINACIONES HERBÁCEAS

NO. 1

GINSÉN SIBERIANO — antiestrés, beneficia al corazón y la circulación, estimula la energía del cuerpo, contiene hormonas masculinas (testosterona), ayuda a corregir la impotencia.

EQUINÁCEA — excelente purificador de la sangre, incrementa la resistencia del cuerpo a las infecciones, bueno para la dilatación y debilidad de la próstata.

PALMITO ENANO — hierba hormonal efectiva usada para las glándulas reproductoras, tonificante del organismo, se dice que aumenta el tamaño de los senos pequeños.

GOTUKOLA — reconstruye la reserva de energía, ayuda en las enfermedades nerviosas, fortalece el corazón, cerebro y nervios y ayuda al equilibrio de las hormonas.

DAMIANA — ayuda en el equilibrio de las hormonas femeninas, calores, estimula el organismo, aumenta la cantidad de espermatozoides en el hombre y fortalece los óvulos de la mujer; ayuda en la impotencia.

ZARZAPARRILLA — contiene progesterona para el equilibrio de las glándulas, estimula la circulación, contiene la hormona masculina testosterona.

VINCAPERVINCA — trae oxígeno al cerebro, nutre y estimula el organismo.

AJO — antibiótico natural, reduce la presión de la sangre, estimula el crecimiento de las células.

PIMIENTO ROJO — estimula la acción de otras hierbas donde se necesiten, previene enfermedades; aumenta la circulación .

PAMPLINA — disuelve el sarro en los vasos sanguíneos; contiene propiedades antisépticas.

OTROS USOS

bochornos
esterilidad
estimulante sexual
frialdad
menopausia

APOYO ALIMENTICIO

VITAMINA A — aminora la tensión e irritabilidad premenstrual.

COMPLEJO B — especialmente B6, ayuda al equilibrio del azúcar y de las hormonas.

VITAMINA C CON BIOFLAVONOIDES — aumenta y fortalece los capilares.

VITAMINA D — relaja los nervios.

VITAMINA E — fortalece las glándulas sexuales masculinas; equilibra las hormonas y rejuvenece.

VITAMINA F — ayuda en los problemas femeninos.

CALCIO Y MAGNESIO — ayudan a corregir el ritmo de las hormonas, alimento para los nervios.

DOLOMITE — contiene calcio, necesario para la salud.

HIERRO — enriquece la sangre.

MANGANESO, ÁCIDO PANTOTÉNICO Y PABA — sanan los nervios irritados.

ZINC — estimula las glándulas de la próstata.

FRUTA FRESCA — (madurada en el árbol)

PROTEÍNA (NO DE CARNE ROJA) — granos nueces y semillas, germen de trigo, arroz.

SEMILLAS, GIRASOL Y CALABAZA — estimulan la potencia masculina y curan los problemas de la próstata.

TÉ DE FENUGRECO — alivia las vías urinarias, mantiene libre de mucosidades y pus.

TÉ DE PEREJIL — alivia las irritaciones de la vejiga, rico en vitamina A, tiene un efecto curativo, humectante de las mucosas de la próstata.

VEGETALES FRESCOS — enzimas vivas, nutriente.

MEDICAMENTO ORTODOXO RECETADO

ANDROID — recetado para la impotencia.

Efectos secundarios

ginecomastia de las glándulas mamarias masculinas (pueden secretar leche)
reducción del conteo de espermatozoides
sarpullido
shock

PIEL

La piel es el órgano más grande del cuerpo. Ayuda en la eliminación de toxinas. Si funciona apropiadamente, elimina al igual que los riñones y pulmones. El sol y aire fresco son importantes para la piel. El aceite de oliva o zabila son buenas para cuando se toman baños de sol y para que no se obstruyan los poros. El uso de un paño o esponja cuando uno se baña estimula y da tonicidad a la piel y elimina la piel muerta.

COMBINACIÓN HERBÁCEA

NO. 1

ENCINO DE MAR — rico en yodo, minerales y vitaminas necesarios para la piel cabello y uñas.

COLA DE CABALLO — ayuda a evitar la caída de pelo, le da fuerza a las uñas y tonifica la piel, rica en minerales.

SALVIA — estimula el crecimiento del cabello, es un astringente y actúa como un tónico del cuero cabelludo.

ROMERO — fortalece la vista, estimulante para la piel, le da fuerza al cabello.

OTROS USOS

cabello
uñas

APOYO ALIMENTICIO

VITAMINA A — promueve la piel saludable.

COMPLEJO B — especialmente B2, promueve la salud de la piel. B6 ayuda a evitar el acné.

VITAMINA D — necesaria para la formación del cuerpo.

VITAMINA E — buena para las manchas ocasionadas por problemas del hígado.

CALCIO — promueve curación de la piel.

ZINC — ayuda a la respiración de los tejidos.

MELAZA NEGRA — provee hierro para mejorar la sangre.
LEVADURA DE CERVEZA — contiene proteínas y vitaminas B.

DIETA — una dieta limpiadora es beneficiosa para limpiar la sangre y promueve la piel saludable.

FRUTAS FRESCAS Y CRUDAS — limpian la sangre y ayudan a mantener una piel clara y saludable.

AJO — el aceite cura ampollas; los forúnculos o llagas pueden mejorar con aceite y ajo. Mata estafilococos en llagas, cura dolencias comunes.

GRANOS ENTEROS — arroz moreno y mijo; proveen las proteínas necesarias para una piel saludable.

MIEL — buena para picadura de insectos.

LECITINA — ayuda en el soporte estructural de todas las células, especialmente en los nervios y cerebro.

JUGO DE LIMÓN — ayuda en condiciones de la piel.

BROTES — promueven una piel saludable con enzimas, contienen vitaminas y minerales.

SEMILLAS DE GIRASOL — proteína, comida natural, nutren el cuerpo entero, ayudan a la piel seca.

VEGETALES FRESCOS, CRUDOS — nutren la sangre, para una piel y cuerpo saludable.

ACEITE DE GERMEN DE TRIGO — bueno para picaduras de insectos.

Evite el exceso de grasa, dulces y cualquier producto con harina blanca y azúcar blanca.

MEDICAMENTO ORTODOXO RECETADO

CLINDAMYCIN — CLEOZINT — uso externo; precauciones: se pueden esperar quemaduras leves. Puede resecar la piel. No se ponga este medicamento cerca de los ojos, boca o labios.

Efectos secundarios

comezón,
erisipela,
escaldaduras,
hinchazón
diarrea leve

Efectos secundarios menos comunes

dolor
dolores estomacales severos
entumecimiento
hinchazón ventral
severa diarrea, puede venir acompañada de mucosidad y pus

TIROIDES

La función principal de la glándula tiroides es regular la velocidad del metabolismo. La falta de yodo en la dieta y la inflamación de la tiroides debido a infección o hipo o hiper producción de hormonas de la tiroide pueden ocasionar bocio.

COMBINACIÓN HERBÁCEA

NO. 1

MUSGO IRLANDÉS — purifica y fortalece la estructura celular y fluidos vitales del organismo.

ALGA MARINA — promueve la salud glandular; proporciona yodo natural, rica en minerales; fortalece los tejidos del cerebro y corazón.

NOGAL NEGRO — ayuda a equilibrar el nivel de azúcar en la sangre, productor natural de yodo, quema el exceso de toxinas.

PEREJIL — aumenta la resistencia a infecciones y enfermedades, rico en potasio, regula los fluidos, tonifica el sistema urinario.

BERRO — actúa como un tonificante para regular el metabolismo, purifica la sangre.

ZARZAPARRILLA — estimula la velocidad del metabolismo, valioso en el equilibrio glandular.

MUSGO DE ISLANDIA — nutriente, tonificante, regula los ácidos gástricos.

NO. 2

ALGA MARINA — da salud a las glándulas, controla el metabolismo, rica en minerales, limpia el colon.

MUSGO IRLANDÉS — purifica y fortalece la estructura celular, el yodo ayuda al sistema endocrino.

PEREJIL — tónico para el organismo entero, aumenta la resistencia a la enfermedad, rico en minerales para un metabolismo sano.

PIMIENTO ROJO — estimula la circulación de la sangre, ayuda a mejorar la efectividad de otras hierbas.

OTROS USOS

bocio
energías
epilepsia
fatiga
glándulas
hormonas
sistema linfático

APOYO ALIMENTICIO

VITAMINA A — mantiene la actividad glandular normal.

COMPLEJO B — primera fuente de proteínas predigeridas, estimula la tiroides.

VITAMINA B6 — protege contra la tensión, ayuda en la formación de los anticuerpos.

VITAMINA C — neutraliza las infecciones, ayuda a promover la salud de la función glandular.

VITAMINA E — aumenta la producción de hormonas, mejora la circulación.

CALCIO — promueve la eficacia de todas las funciones del metabolismo.

YODO — ayuda al desarrollo y funcionamiento de la tiroides, produce la hormona tiroxina, y regula la producción de energías en el cuerpo.

ZINC — reanima la energía de la tiroides.

LEVADURA DE CERVEZA — contiene ácido nucléico y aceite.

HUEVOS CRUDOS, FERTILIZADOS — ricos en proteína, contienen todos los aminoácidos que se combinan con enzimas para dar fuerza al cuerpo.

EJERCICIO — diario, para la circulación de la sangre la cual ayuda a la tiroides.

FRUTAS CRUDAS, FRESCAS — enzimas fáciles de asimilar que contienen levulosa predigerida. El organismo absorbe instantáneamente la levulosa, dando energía y vigor.

SEMILLAS, CALABAZA — contienen proteínas, ácidos grasos no saturados, minerales y enzimas; para el funcionamiento hormonal saludable.

SEMILLAS DE GIRASOL — ricas en proteínas, vitaminas y minerales, "llenas de sol".

BROTES — enzimas vivas, fáciles de asimilar, ricas en vitaminas, aminoácidos y clorofila, la cual es similar a la sangre humana.

YOGURT — la más rica fuente de enzimas, ayuda en la asimilación de calcio, ayuda a producir vitaminas del complejo B, primer productor de proteínas predigeridas.

MEDICAMENTO ORTODOXO RECETADO

METHIMAZOLE — agente antitiroides usado para tratar condiciones en las cuales la glándula tiroides produce exceso de hormonas y antes de la operación de la tiroides.

Efectos secundarios

comezón
dolor, articulaciones
dolores de estómago
entumecimiento
mareos
náusea y vómito
pérdida del gusto

sarpullido
temblor de las manos

ÚLCERAS

Las úlceras son heridas abiertas o lesiones de la piel o membranas mucosas del cuerpo, con pérdida de sustancias, algunas veces acompañadas por la formación de pus. Algunos especialistas en nutrición piensan que las úlceras estomacales y gástricas son "enfermedades por deficiencia", causada por los tejidos enfermos, como resultado de comer combinaciones incompatibles que dejan un residuo fermentado y putrefacto.

El nerviosismo severo y la tensión mental pueden causar úlceras. Es importante estar relajado, descansado y tener su mente libre de problemas y situaciones que causen tensión.

COMBINACIONES HERBÁCEAS

NO. 1

PIMIENTO ROJO — estimulante, contra hemorragias, desinfectante interno, rico en vitaminas y minerales.

SELLO DE ORO — detiene la infección, la hemorragia interna, elimina toxinas del estómago.

GOMA DE MIRRA — antiséptica, da fuerza al sistema digestivo, alivia la inflamación para acelerar la curación.

OTROS USOS

acidez estomacal
colitis
colon
disentería

diverticulosis
herpes bucales
indigestión
mal aliento
úlceras estomacales

VITAMINA A — tomarla en abundancia al principio de las enfermedades alivia los tejidos.

COMPLEJO B — especialmente B2 y B12 mejora la salud del cuerpo y fortalece los nervios.

VITAMINA C Y BIOFLAVONOIDES — tomarlas en grandes cantidades ayudan a sanar las úlceras.

VITAMINA E Y A JUNTAS — ayudan a sanar y cicatrizar los tejidos.

VITAMINA K — ayuda a la coagulación de la sangre.

SUERO DE LECHE — cura el estómago.

JUGO DE REPOLLO — cura las úlceras.

CLOROFILA — tomarla líquida limpia la sangre.

TÉ DE CONSUELDA — muy sanador, nutre.

REPOLLO CRUDO Y JUGO DE PATATAS — contienen vitamina P, la cual ayuda a curar la úlcera.

YOGURT — bacteria amigable para el estómago, fuente principal de proteínas predigeridas.

Elimine el azúcar blanca y la carne roja.

MEDICAMENTO ORTODOXO RECETADO

CIMETEDINE (TAGAMET) — recetado en ciertos tipos de úlcera.

Efectos secundarios

calambres musculares

desmayos
diarrea
dolor de cabeza
escaldaduras
hinchazón de senos
mareos
senos, dolor

SECCIÓN IX

DIETAS PARA LIMPIEZA

Efectuar un régimen o dieta de limpieza ayuda durante los resfríos, gripe y enfermedades. El cuerpo tiene la habilidad de librarse por sí sólo de toxinas si se le da la oportunidad.

Las toxinas son expulsadas a través de la piel, la cual necesita estar limpia, y por la nariz, boca, colon y estómago. El propósito de la limpieza del cuerpo es eliminar el exceso de mucosidades y toxinas. El primer paso es dejar de comer productos derivados o preparados con azúcar blanca, harina blanca, proteínas animales y sal. Mi dieta favorita de limpieza es la No. 1 por Stanley Burrough: a veces por un día, a veces una semana.

El beneficio de una dieta limpiadora es disolver toxinas y mucosidades del cuerpo. Limpia los riñones y el sistema digestivo. Purifica las glándulas y las células. Elimina las impurezas acumuladas y la materia dura en las articulaciones y músculos. Mejora la presión e irritación de los nervios, arterias y vasos sanguíneos. Favorece la circulación sanguínea saludable y favorece la espiritualidad.

En esta dieta se usa el limón como agente ablandador limpiador con muchos factores promotores importantes. La combinación de elementos en el limón, el arce y pimiento rojo crean los siguientes resultados:

- Su contenido de potasio fortalece y da energía al corazón, estimula los riñones y las glándulas suprarrenales.
- El contenido de oxígeno favorece la vitalidad
- El carbón actúa como estimulante motriz.
- El hidrógeno activa el sistema nervioso.

- El calcio fortalece los pulmones.
- El fósforo forma huesos, estimula y reconstruye el cerebro, ayuda a pensar claramente.
- El sodio favorece la formación de tejidos.
- El magnesio actúa como alcalinizante de la sangre.
- El hierro usado en la producción de glóbulos rojos, para corregir rápidamente casi toda forma de anemia común.
- El cloro limpia el plasma de la sangre.
- El silicio ayuda a la tiroides para respirar profundamente.
- El hierro natural, cobre, calcio, carbón e hidrógeno del edulcorante de arce producen más materia limpiadora y constructora.
- El pimiento rojo es necesario para disolver la mucosidad, aumentar el calor y producir sangre para energía adicional. Además proporciona muchas de las vitaminas B y vitamina C.

DIETA DE LIMPIEZA NO. 1

LIMPIEZA MAESTRA — por Stanley Burroughs, un método de limpieza sin enemas.

2 cucharadas de limón fresco o jugo de lima
2 cucharadas de almíbar de arce puro
1/10 cucharadita de pimiento rojo
Agua pura — combinar en 10 oz., caliente o fría

Beba de 6 a 12 vasos diarios de esta limpieza y no necesitará nada más.

Si empieza a estreñirse, tome una hierba laxante en la mañana y en la tarde. También puede usar la cáscara de limón o la pulpa con esta bebida limpiadora. Use té de menta para neutralizar el mal olor de la boca.

DIETA DE LIMPIEZA NO. 2

Use la limpieza recomendada en el librito "limpieza fácil del colon: "Colon Cleanse the Easy Way", por Vena Burnett y Jennifer Weiss.

DIETA DE LIMPIEZA NO. 3

DR. CHRISTOPHER'S THREE-DAY CLEANSING PROGRAM AND MUCUSLESS DIET.

DIETA DE LIMPIEZA NO. 4

DIETA DE LIMPIEZA DE LOS INDIOS SENECA DE "GOOD HEALTH THROUGH DIETS", POR HANNA KROEGER.

PRIMER DÍA — coma frutas, todas las que quiera, como manzanas, bayas, sandía, peras, cerezas, pero no plátanos.
SEGUNDO DÍA — tome té de hierbas todo el que quiera, como de manzanilla, frambuesa, menta, hisopo, si los endulza, use almíbar de arce.
TERCER DÍA — coma todos los vegetales que quiera pero crudos, cocidos o en caldo.
CUARTO DÍA — haga un caldo de vegetales usando coliflor, repollo, cebolla, pimiento morrón, perejil o lo que tenga a la mano, sazonados con sal de mar o hierbas como condimento. Tome sólo el caldo durante este día; es rico en minerales.

Esta dieta es beneficiosa porque el primer día limpia el colon. El segundo día expulsa las toxinas, sal y exceso de calcio depositado en los músculos, tejidos y órganos. El tercer día el tracto digestivo es abastecido con abultantes ricos en minerales. El cuarto día, la

sangre, linfa y órganos son provistos con abundantes minerales.
Limpieza de la vesícula; receta austríaca:

Primer día: no debe ingerir comida

8 A.M.1 vaso (8 oz.) de jugo fresco de manzana
10 A.M.2 vasos (16 oz.) de jugo fresco de manzana
12 A.M.2 vasos (16 oz.) de jugo fresco de manzana
2 P.M.2 vasos (16 oz.) de jugo fresco de manzana
4 P.M.2 vasos (16 oz.) de jugo fresco de manzana
6 P.M.2 vasos (16 oz.) de jugo fresco de manzana

Segundo día: igual que el primero.

A la hora de acostarse tome 4 oz. de aceite de oliva. Use jugo de
limón o jugo caliente de manzana para lavar el aceite y empujarlo
hacia abajo. Podría empezar a trabajar temprano en la mañana.
Ayuda a disolver la bilis estancada y la licúa por medio del ácido
málico del jugo de manzana. El aceite elimina los residuos.

SECCIÓN X

AYUNO

El ayuno es una de las maneras más antiguas que hay de curarse y limpiar el organismo de enfermedades, exceso de mucosidad acumulada y toxinas.

AYUNO DE JUGO — el ayuno de jugos ayuda a restaurar la buena salud y rejuvenecer el organismo. Elimina las células muertas y productos impuros tóxicos que causan enfermedad y flojera. El ayuno de jugo no es peligroso como el ayuno de agua porque los venenos son desalojados en la corriente de la sangre más despacio. Algunas personas ayunan de tres a diez días.

Algunos especialistas sugieren que se efectúen enemas o lavativas durante el ayuno de jugo para ayudar a la limpieza y desintoxicación y eliminar todas las toxinas del canal alimenticio.

El ayuno es muy benéfico pero se tiene que recordar que durante un ayuno prolongado el cuerpo se limpia por sí mismo sin oportunidad de volver a llenar o regenerar las células y tejidos (vea Discover Your Fountain of Health por Norman W. Walter, D. Sc. Ph D, originador de la terapia de jugos de vegetales frescos). El organismo pierde algunos de los elementos esenciales más vitales. El Doctor Walker dice que el resultado inmediato de un ayuno prolongado es una sensación de bienestar, pero el daño ocasionado en el organismo podría aparecer en uno o dos años. Por lo tanto la manera segura de ayunar debería de ser con jugo de frutas por tres o cuatro días a la vez pero no más de seis días y terminar la dieta de ayuno tomando jugos de vegetales para fortalecer el cuerpo y además comiendo vegetales crudos y frutas de dos a tres días.

Este procedimiento puede ser repetido cuantas veces crea necesarias pero asegúrese que el ayuno no pase más de seis días.

Una bebida verde es limpiadora y puede ser usada como parte de un ayuno, ya que es nutritiva y muy rica en clorofila. Yo uso esta bebida cuando siento que me voy a resfriar o cuando siento que el cuerpo está intoxicado.

En mi bebida verde que tomo uso jugos no colados de piña o de manzanas mezcladas con brotes de alfalfa, menta, perejil y consuelda.

Mi dieta de jugo favorita, es la de jugo de manzanas sin colar por uno, dos o tres días a la vez y si me da hambre, como una manzana entre jugos. Antes de irme a la cama, uso la fórmula especial No. 1 y algún tipo de laxante como cáscara sagrada.

Una dieta de comida ligera debería seguir cualquier ayuno, de ésta manera no se sobrecarga el organismo con alimento difícil de digerir.

SECCIÓN XI

DIETA DE COMIDA LIGERA

Una dieta de comida ligera es usada en enfermedades crónicas y para una limpieza periódica. Las siguientes comidas son recomendadas:

Frutas, crudas
Jugo de frutas, diluidos con mitad de agua pura.
Vegetales, crudos o al vapor ligeramente para los que no pueden comerlos crudos.
Jugos de Vegetales
Aceites procesados en frío, evite aceites rancios, porque éstos destruyen vitaminas y minerales.
Nueces crudas, congeladas para que no se pongan rancias. Miel pura.
Almíbar de arce puro.
Semillas, de girasol, sésamo y calabaza.
Brotes (alfalfa, granos), úselos frecuentemente para enzimas, vitaminas, minerales y clorofila.
Ase todos los vegetales con almidón como las papas, calabazas, camotes y habas.

Se deben evitar las siguientes comidas durante la enfermedad: granos, azúcar productos lácteos, mantequilla, huevos, legumbres secas, carnes, cacahuates, frituras, bebidas gaseosas incluyendo las bebidas de dieta.

SECCIÓN XII

COMIDAS RECOMENDADAS

FRUTAS FRESCAS CRUDAS — especialmente de temporada o en el lugar donde estén creciendo. Limpiador natural y curativo, llenas de vitaminas y minerales.

VEGETALES FRESCOS Y CRUDOS — coma todos los que quiera crudos o hierva ligeramente.

JUGO DE FRUTAS FRESCAS Y CRUDAS — maravilloso para usarse en dieta, lleno de nutrientes.

JUGOS DE VEGETALES FRESCOS Y CRUDOS — comida viva, llena de enzimas, vitaminas y minerales.

YOGURT, KEFIR — productos de cottage cheese-hechos con leche sin hervir cuando sea posible.

ALGA MARINA — contiene yodo, úsese en vez de sal.

QUESOS — hechos naturales sin color artificial o procedimiento sintético.

SEMILLAS — (tiernas) es importante tenerlas a mano y tiernas pues son alimentos vitales.

NUECES (CRUDAS Y FRESCAS) — manténganse congeladas o donde no se hagan rancias.

GRANOS ENTEROS — granos frescos cuando están listos para usarse o tiernos para las enzimas vitales.

MIEL — pura y natural del panal, llena de vitaminas y minerales, fácil de asimilarse.

ALMÍBAR DE ARCE PURO — contiene vitaminas y minerales.

ACEITES PRENSADOS EN FRÍO — contienen vitamina E, úsese con jugo de limón o con vinagre puro de néctar de manzana. Úsese en ensaladas.

HUEVOS FÉRTILES — contienen proteínas y vitaminas.

HIERBAS — use ajo, pimiento rojo, perejil, berro y paprica a menudo.

FRUTAS SECAS — tienen que ser secas al sol, sin productos químicos añadidos. Remoje en agua antes de comerlas para que sean más efectivas.

SAUERKRAUT NATURAL — hecha en casa fresca sin productos químicos ni sal, rica en calcio y con valioso poder curativo.

TÉ DE HIERBAS — manzanilla, regaliz, menta o yerba buena y frambuesa.

SECCIÓN XIII

ALIMENTOS NATURALES

ALMENDRAS — ricas en proteínas, vitamina E, calcio.

MANZANAS — proteínas, enzimas y minerales, usadas en cualquier dolencia.

ALBARICOQUE — minerales, especialmente hierro. Desintoxicar el hígado y páncreas. Rico en vitamina A, bueno para la sangre y piel, destruye lombrices.

AGUACATE — rico en proteína y grasa, bueno para diabetes e hipoglucemia.

ZARZAMORA — buena para el colon y diarrea, nutren el páncreas.

FRESA — buena para la piel, limpian el cuerpo y expulsan venenos metálicos, como el arsénico.

HARINA DE ALGARROBA EN POLVO — alcalino, contiene minerales, edulcorante natural.

CEREZA — limpia los intestinos, da minerales. Comida en su temporada es buena para una dieta de limpieza, junto con jugo de cereza.

FRUTAS CÍTRICAS — vitamina C, use limones, limas y agua pura en ayunos ocasionales. Limpian, eliminan toxinas. El jugo de tres limones o limas en un cuarto de agua caliente, puede tomarse durante el ayuno. Ayuda a eliminar la gripe.

COCOS — proveen bulto.

DÁTILES — ricos en proteínas, hierro y minerales, calcio y potasio.

HIGOS — contienen hierro, minerales, buenos para el estreñimiento.

FRUTAS — todas la frutas son muy nutritivas, especialmente

cuando se comen en su temporada, limpian y reconstruye el cuerpo.

GRANOS — comida concentrada, trigo sarraceno, cebada, mijo, avena, salvado y trigo. Ricos en proteínas, alimento para vegetarianos.

UVAS — edifican la sangre, buenas para anemia, comida contra los tumores.

MIEL — rica en vitaminas y minerales, úsese como substituto del azúcar blanca, use miel pura.

SEMILLAS DE MOSTAZA — buenas para la digestión y gases.

MANTEQUILLA DE NUEZ — más nutritiva que la mantequilla de leche, molida fresca, cuando está lista par usarse.

NUECES DE TODAS CLASES, CRUDAS — proteínas, sin grasa, minerales. Almendras, anacardo, nueces, pistachos y nueces de castilla.

ACEITES — prensados al frío son necesarios para asimilar las proteínas de los vegetales consideradas como alimento a los riñones.

SEMILLAS — contienen embrión y germen. Ricas en aceite, vitamina E, complejo B, minerales y proteínas.

BROTES Y SEMILLAS — muy saludables, la comida más fresca que puede comer. Rica en enzimas, complejo B y hormonas, alfalfa, trigo, frijoles tiernos, rábanos, fenugreco, girasol y chícharo.

SEMILLAS DE GIRASOL — proteínas, vitaminas y minerales. Alimenta los ojos, sinus y glándulas.

VEGETALES — ricos en enzimas, vitaminas y minerales. Jugo de zanahoria diluido es muy bueno.

BERRO — con propiedades naturales inmunes, rico en vitamina A y C.

YOGURT — benéfico para la salud intestinal.

SECCIÓN XIV

BUEN ESTADO FÍSICO CON EL MINITRAMPOLÍN

El correr no es para todos-correr sobre el concreto puede causar problemas a los huesos, articulaciones, músculos y ligamentos de los pies, y piernas y callosidades. Se desarrollan a causa de la presión de los pies especialmente usando zapatos apretados no apropiados. Torceduras y desgarramiento en el tendón de aquiles son quejas comunes de atletas, especialmente sin un calentamiento apropiado.

Los dolores de espalda son el mayor problema de mucha gente y el correr en superficies duras puede agravarlo. Doctores han reportado que una de las mayores causas en los problemas de espalda (cerca de 75 millones de norteamericanos sufren de dolor de espalda) es hacer ejercicios inapropiados, incluyendo correr en superficies duras. Heridas en las rodillas, derrames en las piernas y tobillos son la mayor queja.

Una maravillosa manera de ponerse en buena condición sin demandas y traumas del correr, es usando el minitrampolín. El minitrampolín ayuda a todos a tener una buena salud cardiovascular. Se debe usar por lo menos doce minutos diarios. Saltar con música es divertido. Es un excelente ejercicio para personas de la tercera edad. Ud. puede hacer fácil el correr, correr y bailar con música, imaginar saltar la cuerda o carrera energética

Cuando hace ejercicio regularmente el corazón se hace más fuerte y bombea más sangre en cada latido, la cantidad total de sangre en el cuerpo aumenta para llevar el oxígeno a las células y eliminar más dióxido de carbono de las células. El número de vasos sanguíneos aumenta a medida que mejora el abastecimiento de la sangre en cada célula. Los vasos sanguíneos vienen a ser más elásticos. Cuanto más ejercicio se haga es mejor para las células y hay más abastecimiento de sangre al cuerpo. Ud. estará más alerta, su cerebro funcionará mejor, y no se cansará fácilmente. Los ejercicios queman calorías, dan tono a los músculos, mejora la tensión emocional y aumenta la sensación de sentirse mejor.

SECCIÓN XV

HIERBAS PARA EL EMBARAZO

Lo mejor que una madre puede hacer por su hijo es tener una nutrición apropiada, ejercicio, aire fresco, mucha agua pura, sol, adecuado sueño y relajamiento. El 80% de las dietas deberían ser crudas y de comidas naturales. Las mejores comidas son:

GRANOS — trigo sarraceno, arroz café, mijo, trigo (si no tienen alergias).

NUECES — almendras, avellanas, nueces, (deben comerse crudas).

SEMILLAS — girasol, linaza, sésamo y calabaza.

VEGETALES — de hojas verdes, están llenos de vitaminas y minerales. Coma todo lo que desee, crudo. Papas, calabaza, camote, ejotes, alcachofas pueden ser al vapor. Los brotes están llenos de enzimas. Los brotes de alfalfa son los más nutritivos. Haga la prueba de poner a germinar los frijoles por unos días antes de cocinarlos.

FRUTAS — todas la frutas frescas en su temporada.

DURANTE EL EMBARAZO

Una de las hierbas que más se conoce para el embarazo es la frambuesa. Puede ser usada como té o en cápsula. No es peligrosa, es efectiva y fortalece al útero para hacer fácil el parto y reducir hemorragias. Es rica en hierro, ayuda antes y después del dolor y en los defectos del nacimiento. Las mujeres que han tomado frambuesa usualmente han tenido un parto más corto.

Las siguientes fórmulas son muy buenas ayudas y pueden ser tomadas durante el embarazo.

NO. 1 — alga marina, diente de león, alfalfa.

NO. 2 — betarraga, acedera, fresa, lobelia, badana, ortiga, gordolobo.

ANEMIA — el hierro es esencial para la formación de hemoglobina la cual acarrea el oxígeno de los pulmones, a cada célula del cuerpo. En el embarazo la mujer necesita hierro. Las dos fórmulas arriba mencionadas son muy útiles. Añada acedera (esta tiene casi 50% de hierro) tómela con bebidas verdes. La siguiente es mi favorita: Use jugo de manzana crudo o piña. Añada consuelda, brotes de alfalfa, menta o hojas de yerba buena, perejil y hierba de trigo y licúelas en la licuadora. Añada vitamina C, cerca de 500 mgs., ayuda a absorber el hierro. La vitamina E da fuerza a las células de la sangre.

ESTREÑIMIENTO — coma vegetales crudos y fruta diaria. Levadura de cerveza y yogurt son muy útiles. Use salvado diariamente, tome un vaso grande de agua con salvado, o si causa estreñimiento, use silio o la fórmula herbácea para los intestinos.

DOLORES FALSOS — tomar hierba gatera como té en pequeñas cantidades ayudará. Hierba de San Cristóbal es de gran ayuda para relajar el útero.

GASES — papaya fresca o en tabletas ayudan. Pequeñas cantidades de jengibre también ayudan.

ACIDEZ — tabletas de papaya y la combinación de consuelda con pepsina son buenas ayudas.

INSOMNIO — tomar calcio extra ayuda. Agregue más yogurt a su dieta. Las siguientes combinaciones ayudarán.

NO. 1 — consuelda, alfalfa, paja de avena, musgo irlandés, cola de caballo y lobelia.

NO. 2 — consuelda, cola de caballo, paja de avena y lobelia. Tome té de manzanilla con fórmula de calcio antes de acostarse. También ayudará a los calambres en las piernas.

NÁUSEAS DE EMBARAZO — el té de frambuesa, de gatera de menta y yerba buena puede ayudar. Enzimas digestivas, bebidas verdes han ayudado a algunas personas. Té (alfalfa y yerba buena) ha ayudado a algunas personas. Jengibre y esencia de hierba de aceite también han sido útiles.

ABORTO — el té de frambuesa ayuda a prevenir abortos. El Dr. Christopher dice que ese tónico para el útero evita abortos: Camote silvestre, calabaza vinatera, aletria farinosa, corteza de nudosa. Lobelia y pimiento rojo ayudan a relajar el útero. Arrayán y gatera ayudan a evitar abortos.

TOXEMIA — bebidas verdes han ayudado a limpiar la corriente sanguínea. Té (de alfalfa, frambuesa y consuelda limpian y nutren el organismo). Las siguientes combinaciones son útiles:

NO. 1 — alga marina, diente de león, alfalfa.

NO. 2 — betarraga, acedera, fresa, lobelia, bardana, ortiga, gordolobo. No use carne roja, productos de azúcar o harina blanca. Añada más vitaminas A y C a la dieta.

SEIS SEMANAS ANTES DEL PARTO — las siguientes fórmulas ayudan a que el parto sea más fácil.

NO. 1 — cimífuga, calabaza vinatera, lobelia, poleo, frambuesa.

NO. 2 — cimífuga, calabaza, vinatera, cardo bendito, lobelia, poleo, frambuesa.

FÓRMULAS DE CALCIO

NO. 1 — alfalfa, consuelda, cola de caballo, musgo irlandés, lobelia.

NO. 2 — consuelda, cola de caballo, lobelia, avena.

Las fórmulas de calcio ayudan para tener huesos y dientes fuertes. Ayudan también a calmar los nervios y dar a la madre suficiente calcio.

SECCIÓN XVI

LACTANCIA

LACTANCIA — el cardo bendito es conocido por aumentar la leche de la madre. Levadura de cerveza tomada diariamente también aumenta la leche y le da a la madre la energía necesaria. Té de frambuesa y malvavisco son buenos. La alfalfa es excelente para una leche rica y además le da fuerza a la madre. Semillas de hinojo cocidas con cebada ayudan a aumentar la leche en la madre.

SENOS — a la primera señal de que los senos están infectados, tome 1000 mgs. de vitamina cada hora. Tome extra vitamina A, E y ajo en cápsula. Bebidas verdes ayudan a la infección. Senos con lastimaduras-Aplique miel o aceite de almendra, ayuda a evitar el dolor y pezones agrietados por la sequedad.

PARA SECAR LA LECHE — perejil con salvia ayudan a secar la leche de la madre.

SECCIÓN XVII

HIERBAS PARA NIÑOS

PRIMER AÑO DE VIDA: jugos de frutas y vegetales o leche de nueces, siempre diluidas. Se les debe dar vitamina C diaria para mejorar su resistencia contra gérmenes. Los Bebés necesitan aminoácidos (básicos para la formación del tejido del cuerpo). La leche materna o de vaca son buenas fuentes, pero no las fórmulas sintéticas. La deficiencia de aminoácidos tiende a inducir ataques epilépticos. La leche de vaca con vitamina B6 es buena combinación para problemas de ataques.

CÓLICOS — el té de gatera ha sido usado por años para cólicos en los bebés. Té de hinojo y menta son buenos. Tintura de lobelia puede ser añadida al té.

ESTREÑIMIENTO — pequeña cantidad de gordolobo con agua tibia y té de regaliz es bueno para los bebés. La madre que amamanta debe de cuidar su dieta.

CALVICIE DE CUNA — vitamina E o aceite de almendra frotados en el cuero cabelludo; cambie de postura al bebé.

DIGESTIÓN — dificultades en digerir la leche de vaca en niños. Añada polvo de manzana a la leche o papaya. Té de hinojo y té de gatera.

ESCALDADURAS DE PAÑAL — consuelda entera, sello de oro y haga una pasta con jugo de zabila. Vitamina E y A son buenas.

DIARREA — harina de algarroba en agua pura puesta cada unas cuantas horas.

AGUA DE SALVADO — algarroba cocida con leche es buena; té de hierbas, frambuesa, olmo americano, jengibre, fresa, salvia, milenrama y té de corteza de roble.

PIEL RESECA — aceite de oliva, vitaminas A y E y aceite de almendras; zabila.

INFECCIÓN DE OÍDOS — aceite de ajo en el oído. Cápsula de ajo en el recto. Aceite de gordolobo, extracto de lobelia.

FIEBRE — té de gatera, frambuesa o yerba buena; los enemas cortan la fiebre.

HIPERACTIVIDAD — mantenga los niños alejados de dulces, colores artificiales, sabores y preservantes. Complejo B en agua o jugo, fórmula herbácea de calcio, vitamina D. TABLETAS DE MULTIVITAMINAS Y MINERALES — vitaminas y minerales.

LOMBRICES, OXIUROS — las pasas remojadas en té de sena es un remedio tradicional para niños mayores. Manzanilla y té de menta ayudan. El ajo en el recto ayuda a eliminar lombrices.

HIPERACTIVIDAD — té de manzanilla, extracto de lobelia, frotado en la espalda. Unas cuantas gotas de extracto de lobelia en la lengua, ayudan a relajar el cuerpo.

DENTICIÓN — inquietud y bebé llorando. Sus dientes necesitan más calcio y vitamina D. Un té tibio de hierba gatera que no sea muy fuerte, manzanilla, yerba buena o hinojo ayudan. La raíz de regaliz, masticada, puede calmar el dolor y la irritación causada al salir los dientes.

ENCÍAS ADOLORIDAS — frote las encías con miel espesa o con un poquito de sal. Miel con aceite de manzanilla, extracto de lobelia frotado en las encías y aceite de hierba buena frotado en las encías ayudan.

PROBLEMAS DE MICCIÓN — bebes que no pueden orinar: muela las semillas de sandía y haga un té, es beneficioso. Déle pequeñas cantidades frecuentemente.

SECCIÓN XVIII

EMERGENCIAS Y TERAPIA DE AMINOÁCIDOS

ALCOHOLISMO — el aminoácido tirosina con triftofáno, niacina, vitamina B6, lúpulo, valeriana y pasionaria ayudan en problemas de alcoholismo y drogadicción sin producir efectos secundarios.

Lúpulo — buena para delirios.
Pimiento rojo — reduce y dilata los vasos sanguíneos.
Repollo — ayuda a recuperar la sobriedad
Sello de oro — antibiótico natural.
Chaparral — ayuda a limpiar los residuos del alcohol.
Polen de abeja — nutre y fortalece.
Glutamina (aminoácido)-ha sido usado en grandes cantidades para eliminar el deseo de alcohol.

ALERGIAS — el mejor antiestamínico natural es cortar la cáscara de naranja en pequeños pedacitos y remojarlos en vinagre de manzana por varias horas. Escurrirlos y cocinarlos en miel hasta que se hagan suaves pero no con consistencia de dulce. Manténgala en el refrigerador. Use según lo necesite. Reduce la congestión y pasajes tapados.

TIROSINA (AMINOÁCIDO) — las alergias son tratadas con tirosina, especialmente casos de fiebre del heno, fiebre del heno y polen.

ARTRITIS — el aminoácido histedina es bueno para que crezcan

los tejidos, repara y es usado con efectos contra la inflamación
y para la artritis reumatoide.

ASMA — ataque agudo. Unas gotas de extracto de lobelia en la
boca relajan y detienen los espasmos. Ponga una taza de agua
fría con 1 ó 2 cucharaditas de raíz de elecampane. Déjelas por
8-10 horas, caliéntelas de nuevo, tómelas bien caliente en tra-
gos pequeños.. Puede endulzarlo con miel. Use una taza 2 veces
al día.

HEMORRAGIAS —

Pimiento rojo — el pimiento rojo aplicado en la nariz en pequeñas
cantidades detiene la sangre inmediatamente. Tomado internamente con agua ayuda a detener hemorragias, además ayuda a
detener la sangre en cortes.

Llantén — en polvo u hojas aplicadas directamente en heridas,
humedézcase primero.

Maravilla- la tintura en agua hervida aplicada para lavar heridas-
muy útil en hemorragias.

Pastora — antiséptica. Use como té y aplíquese como cataplasma
en la herida.

AMPOLLAS — el aminoácido meticnina ayuda a sanar escal-
daduras y ampollas en bebé con alto contenido de amoníaco en
su orina. El aminoácido lisina es de ayuda para sanar las ampollas de fiebre cuando se les da 500 mgs. de lisina diarios, con
acidófilos y yogurt.

FORÚNCULO —

Higos — higos frescos aplicados calientes. Esto es además usado
para herpes bucales.

Miel — es un antibiótico, aplicado con una pequeña cantidad de
polvo de consuelda, aplíquese y traerá el forúnculo afuera.

Olmo Americano — use el polvo, póngale agua y haga una pasta, cura como una cataplasma. Puede ser usado para problemas de la piel, heridas y forúnculo.

BRONQUITIS — consuelda, gordolobo, lobelia son buenas. Los intestinos tienen que moverse, un enema es de gran ayuda.

Tintura de lobelia — para usarla inmediatamente cuando se necesite si hay falta de respiración o si la garganta necesita ser despejada de mucosidad. Unas gotas de tintura de lobelia ayudan a relajar garganta y bronquios.

Baños de vapor caliente seguidos por uno con toallas frías ayudan.

Musgo Irlandés-bueno para bronquitis crónica.

Cisteína (aminoácido) — tiene la habilidad de crear resistencia en los glóbulos blancos para problemas respiratorios como bronquitis crónica, enfisema y tuberculosis.

HEMATOMAS — el polvo de consuelda y el sello de oro con jugo de zabila son buenos para hematomas.

St. Johns Wort — Las flores puestas en aceite de olivo y después aplicadas son buenas para hematomas y heridas.

Pastora — toda la planta como una cataplasma para hematomas.

Amamelis virginiana — Usada como compresa, sumergida en la amamelis virginiana es buena para hematomas e hinchazones.

QUEMADURAS — inmediatamente sumérjalas en agua fría. aplíquese aceite de vitamina E y tómese vitamina E oralmente también. Otros remedios son:

Planta de zabila — Corte hojas y escurra el jugo en la quemadura o póngase la hoja expuesta.

Germen de trigo, aceite y miel — haga una pasta de ellos en la licuadora. Déjela correr despacio, después agregue hojas de consuelda hasta hacer una pasta gruesa. Aplíquese en las quemaduras, acuérdese de dejar el resto en el refrigerador.

Malvavisco, compresa — puede ser usada para quemaduras leves.

Patatas — Pelar las papas crudas y ponerlas en la quemadura.

Vitamina C — aplicada en la quemadura y tomada oralmente reduce el dolor eliminando la necesidad de morfina.

MANOS PARTIDAS — apliquese zabila en manos y labios.

VIRUELA — enema de té de gatera.

Uso externos: Tés — de frambuesa, gatera, yerba buena con vinagre para eliminar comezón.

Té de Sello de Oro — para comezón severa. Limonada con miel, vegetales y jugos frescos si es posible.

RESFRÍOS Y GRIPE — use tés ligeros hechos de gatera, yerba buena o frambuesa. Déles líquidos con vitamina C.

Manzanilla — relaja y alivia los resfríos y gripes.

Limón, miel y agua — hervidos y usados para resfríos, tos, refrescante y restablece.

Agua de cebada-lavar 2 ozs. de cebada y hervirla en medio litro de agua por varios minutos, vaciar el agua y poner el salvado en 4 litros de agua pura. Añada cáscara de limón, hierva hasta tener un litro, cuélelo y agregue, 2 ozs. de miel. Puede usarse libremente para niños.

ESTREÑIMIENTO — la prevención es el mejor método, la dieta para niños debe incluir granos enteros de cereales, hojas verdes. Frutas crudas con la cáscara son esenciales para mantener los intestinos trabajando normalmente. Los disturbios emocionales en la madre, afectan al bebé que ésta amamantando.

Té de manzanilla — no muy cargado ayuda al estreñimiento.

Cáscara sagrada — pequeñas cantidades para niños, buena en casos de estreñimiento. Regaliz agregado a tés de hierbas tiene acción laxante leve.

Niños que están siendo amamantados-rara vez padecen de

estreñimiento si la madre está comiendo granos en su dieta.

Las melazas suaves con agua también ayudan. Acidófilos y yogurt son buenos para el estreñimiento. Té de regaliz es bueno para el estreñimiento en bebés.

CONVULSIONES — té de manzanilla no cargado en pequeñas dosis varias veces al día. El té de manzanilla tibio en enema ayuda.

Tintura de lobelia — puede ser frotada en el cuello, pecho y entre los hombros.

TOS — si la causa de tos es en el área de los pulmones, una dieta de limpieza ayudará.

Remedio de cebolla — pélela y pártala, cúbrala con miel. Hierva al vapor, cuele y use como jarabe para la tos.

La miel con raíz de regaliz, o miel con marrubio o miel con corteza de cereza son muy útiles.

Gordolobo — buena para la tosferina.

Combinación de malvavisco, gordolobo consuelda, lobelia y pamplina en partes iguales son buenas para la tos.

Dátiles sin hueso y partidos preparados en jarabe han sido usado para tos, dolor de garganta y bronquitis.

Infantes sofocados por la flema — extracto de lobelia en la lengua.

Té de salvia con tomillo en partes iguales con una pizca de jengibre y clavos y nuez moscada es otro remedio para la tos.

Tos fuerte — té de corteza de cereza y flores de tusílago.

Mascar regaliz o dulce de jengibre.

Bebida de almendras — molidas hasta que sean polvo, poner en un litro de agua fría; ayuda a suavizar la tos y es una bebida nutritiva contra la fiebre.

marrubio — use 2 cucharadas de las hojas frescas en dos tazas de agua hirviendo; deje enfriar; beber en pequeñas cantidades.

DIFTERIA (GARROTILLO) — niños: ocasionar transpiración por medio de té de gatera o manzanilla tibio, yerba buena con miel es buena. Unas cuantas gotas de tintura de lobelia en té de gatera o yerba buena es útil. Para la nutrición, olmo americano con avena es bueno.

El jugo de piña, jugo de limón y miel o vinagre de sidra y miel son muy útiles.

Una pizca de pimiento rojo puede ser usado para niños mayores.

Jugo de piña ayuda a eliminar la mucosidad.
Dolor de Oídos-Aceite de ajo en el oído detenido con algodón.

DEPRESIÓN — el aminoácido tirosina, tiene efectos fantásticos para la depresión porque supervisa y controla y, comparado con la medicina que se usa para la depresión hay una gran diferencia: no tiene efectos secundarios.

Gotukola — ayuda a la fatiga mental la cual es común en la depresión.
Ginsén — ayuda a estimular el cuerpo entero con energía para sobreponerse a la depresión.

Alga marina — contiene todos los minerales para glándulas saludables.

Combinaciones herbáceas: cimífuga, pimiento rojo, valeriana,
muérdago, jengibre, St. Johnswort, lúpulo, betónica.

DIARREA — recuerde que la diarrea es natural en tiempos de
temor y tensión. Es una manera natural de eliminar rápidamente las toxinas del cuerpo. La diarrea ocasional no es alar-
mante.

El té de frambuesa alivia la diarrea.

Polvo de algarroba-en leche hervida. Usualmente 1 cucharadita en
1 taza de leche.

Agua de cebada-dado a los bebés es buena para la diarrea.

Regaliz o jengibre-buenos para ayudar a los dolores de cólicos de
la diarrea.

Sopa de zanahoria-es un excelente remedio para diarrea en
infantes. La sopa cocida cubre la inflamación del intestino delgado aliviándolo y ayuda a promover salud; evita la deshidratación.

Té de olmo americano-nutre y a la vez cura.

Jengibre-té no cargado de jengibre asienta el estómago y ayuda a la
diarrea.

OJOS INFLAMADOS — loción de eufrasia o pamplina.

Té de eufrasia colado.

DOLOR DE OÍDOS —

Aceite de ajos en cada oído — detener con un algodón.

Aceite de lobelia en cada oído — detener con un algodón.

FIEBRES — fiebres altas: un enema es necesario para reducir la
temperatura.

Agua de cebada para la fiebre alta. Use un lienzo de lino para amarrar la cebada y hiérvala por 1/2 hora.

Saúco y hojas de yerba buena.

DOLORES DE CABEZA — cápsulas de lúpulo con agua; betónica, té de manzanilla; Tei-fu aceite frotado en las sienes.

DOLORES SEVEROS DE CABEZA — ayuno de jugos y bebidas verdes.

Hierbas laxantes, sena o cáscara sagrada.

HEMORROIDES — té de jengibre, milenrama (extracto) corteza de roble blanco; aplicadas externamente.

HERPES SIMPLEX I — (ampollas de fiebre o dolores de resfrío). Infecciones alrededor de los tejidos de los labios dentro de la boca. El aminoácido lisina inhibe el virus, junto con la vitamina C, zinc y vitamina A, yogurt y suero de leche. Eliminan el dolor, detienen las lesiones y promueve el alivio.

HERPES SIMPLEX II — (trasmitido por contacto sexual)-nogal negro-uso interno y externo. Sello de oro, con zabila para su uso externo; uso interno para acelerar la curación de la infección.

PICADURAS DE INSECTOS Y ABEJAS — una pasta de barro mojada y aplicada en las picaduras ayuda a aliviar el dolor.

Llantén-hojas de llantén mojadas con aceite de olivo y puestas en la picadura de abeja o avispa, después de que el aguijón es removido ayuda a sanar; reemplace las hojas a medida que se sequen.

Miel-aplicarla después de remover el aguijón.

Consuelda-revuelta con jugo de zabila ayuda a sanar las picaduras y bajar la hinchazón.

INSOMNIO — leche tibia sola, contiene generosas cantidades del aminoácido triptófano, el cual calma el sistema nervioso y cuando se toma con vitamina B6 mantiene una abundante cantidad de triptófano en el torrente sanguíneo. Es un ingrediente esencial para la regeneración de los tejidos en el cuerpo. Es una alternativa natural para tranquilizarse. Además:

Té caliente de manzanilla.

Lúpulo-puede relajar el cuerpo.

Combinación herbácea de calcio.

Pasionaria. Excelente para el insomnio.

Valeriana pude ser usada en ocasiones, su uso prolongado puede causar depresión en algunas personas.

Piedras en los riñones-jugo de manzana y jugo de limón en ayuno con aceite de olivo. Vea "Own your Own Body" por Stan Malstrom.

SARAMPIÓN — té de gatera o manzanilla hace que brote y detiene la fiebre. 3 cucharaditas de las hierbas en un cuarto de agua y hervirla hasta que quede 1 medio litro.

MEMORIA — el aminoácido glutamina ha sido usado sin peligro para los niños que no pueden aprender o retener en la memoria. Gotukola ha sido usada para niños para mejorar su habilidad en aprender y concentración.

PAPERAS — té de gatera caliente calma el dolor. Esculetaria, jengibre, pimiento rojo y fenugreco en té.

TIÑA — este es un hongo parásito, la mejor manera de detenerlo es que no le de aire. Jugo de limón diluido, clara de huevo, barniz de uñas-apliquese varias veces al día. Ajo tomado internamente ayuda. Apliquese tintura de lobelia y aceite de olivo.

FIEBRE ESCARLATINA — azafrán es bueno. Té de frambuesa, fórmula herbácea de calcio y baños de jengibre.

QUEMADURAS DE SOL —
evite las quemaduras de sol revolviendo una cucharadita de vinagre en 1/2 taza de aceite de girasol y aplíqueselo.
La zabila también es usada para esto.
Partes iguales de miel y aceite de germen de trigo con polvo de consuelda, haga una pasta y manténgala bien cubierta en una jarra.

DOLOR DE MUELAS —
La compresa caliente reduce el dolor de muelas.
Té de manzanilla y lúpulo, ayudan a relajar el cuerpo.
Aceite de clavo de olor-para alivio temporal, en un bote cerrado se puede mezclar el aceite con polvo de óxido de zinc, formando una pasta que protege las caries contra la comida.

AMÍGDALAS —
enema de té de gatera; además se toma jugo de piña, jugo de vegetales son usadas para eliminar las impurezas.
Té de frambuesa, té de consuelda.

CONTROL DEL PESO —
el aminoácido fenilalanina es efectivo para controlar el peso, porque tiene efectos precisos en la tiroides.
Algas Marinas ayudan a regular la tiroides. Cuente las calorías que come.
Ejercicio cada día.
Fórmula de ayuno, regaliz, espino blanco e hinojo.

LOMBRICES —
manzanas crudas rayadas y rociadas con semillas de anís en ensal-

adas elimina las lombrices.

Té de salvia frío es bueno para las lombrices.

Ajo es excelente limpiador del cuerpo.

Látex de papaya se usa en Asia para que los niños arrojen las lombrices (se obtiene en tiendas de productos naturales).

Milenrama-tónico para los intestinos después de arrojar las lombrices.

Granada-buena para las lombrices oxiuros, lombrices redondas y solitaria.

Semillas de calabaza-ayudan a eliminarlas.

La levadura de cerveza tiene todos los aminoácidos mencionados.

SECCIÓN XIX

HIERBAS PARA PRIMEROS AUXILIOS

GEL DE ZABILA — excelente para quemaduras de piel y escaldaduras. Usado para mordeduras de insectos, zumaque, acné y comezón en la piel.

EXTRACTO ANTISPASMÓDICO — contiene valeriana, anís, lobelia, nogal negro, té de brigham, regaliz y jengibre, usados para los nervios y condiciones espásticas, excelente en emergencias como histeria, shock, mordeduras venenosas y picaduras. Uso externo para dolores y espasmos musculares.

PIMIENTO ROJO — polvo y extracto puede ser frotado en dolores de muelas, inflamación e hinchazón. En tratamientos de artritis, se usa frotando el extracto de pimiento rojo en las articulaciones inflamadas y envolviéndolas con un trapo por la noche. También es bueno para detener hemorragias internas y externas; ayuda a normalizar la circulación. El pimiento rojo y llantén aplicados externamente eliminan impurezas incrustadas en la piel.

CÁSCARA SAGRADA — tónico seguro, laxante muy importante para mantener los intestinos funcionando durante las enfermedades y evita estreñimiento.

MANZANILLA — usado como té; es un té sin peligro para los niños en resfríos, indigestión y enfermedades nerviosas. Alivia las contracciones menstruales; uso externo: aplíquese en hinchazones, dolores musculares y articulaciones adoloridas.

CARBÓN — usado para diarrea y gases intestinales. Puede ser usado en cataplasma. Puede ser usado en ciertos casos de envenenamiento.

CLOROFILA — yo mantengo clorofila líquida a la mano para

toda clase de emergencias. Es buena limpiadora de la sangre. Es buena para limpiar los intestinos. Buena para niños y madres amamantando. Es rica en minerales.

CONSUELDA — puede usarse en hemorragias usando dosis fuertes. Puede ser usada interna o externamente para curar fracturas, heridas y úlceras dolorosas. Un viejo remedio usado en la edad media es el siguiente: Ponga la parte quemada en agua con hielo hasta que el dolor se vaya, licúe las siguientes cosas en la licuadora: 1/2 taza de aceite de germen de trigo, 1/2 taza de miel, y agregue tantas hojas como sea posible de consuelda fresca o seca hasta que haga una pasta gruesa y agregue una pizca de lobelia.

ACEITE DE EUCALIPTO — usado para espasmos bronquiales, escalofríos, resfríos, dolor de garganta, reumatismo, es buen antiséptico y expectorante.

FLORES Y PLANTAS COMESTIBLES Y NUTRITIVAS — achicoria, clavo, diente de león, bayas pasas, calabaza, borraja o genero de plantas como berro, llantén, verdolaga, pétalos de rosas, violetas y berro silvestre.

FENUGRECO — disuelve las mucosidades, bueno para infecciones de nariz garganta y pulmones. Ayuda a bajar las fiebres, excelente con consuelda para niños.

AJO — polvo y aceite, antibiótico natural. El aceite es usado para el dolor de oídos. Tomado con pimiento rojo y vitaminas C en el principio de un resfrío a menudo ayuda.

JENGIBRE — excelente para problemas estomacales, náuseas, resfríos y gripe.

EXTRACTO DE LOBELIA — puede ser usado interna y externamente para relajar todos los espasmos. Unas cuantas gotas en el oído ayudan a aliviar el dolor. Lobelia usada con gatera en enema es efectiva para fiebres e infecciones. Se usan en forma externa en baños, compresas, cataplasmas y linimento para espasmos musculares.

ACEITE DE MENTA — náuseas; es una excelente ayuda para el estómago. Ayuda a la digestión, limpia y da tono al cuerpo entero. Es sedante para los nervios, alivia agotamiento para personas de todas las edades y promueve relajamiento y sueño.

FRAMBUESA ROJA — excelente para el embarazo, mejora las náuseas, previene las hemorragias, reduce el dolor y hace un parto fácil, inocua para niños, para los problemas del estómago, fiebres, resfríos y gripe.

ZARZAPARRILLA — una dosis caliente hecha con una onza de raíz en medio litro de agua ayuda a promover sudor profuso y actúa como agente poderoso para eliminar los gases del estómago e intestinos.

SECCIÓN XX

GUÍA DE SISTEMAS DEL ORGANISMO

Las hierbas se han venido usando por cientos de años. Es la manera terapéutica más antigua que existe, y es practicada por los seres humanos y por los animales. Millones de personas testifican de los beneficios de la medicina herbácea. Aproximadamente ochenta por ciento de la población mundial depende de las plantas medicinales para sanar y prevenir las enfermedades.

Más y más, la población del mundo y los médicos están volviendo al uso de la medicina herbácea, por que se pueden utilizar sin temor. Los efectos secundarios que tienen las medicinas son muy numerosos para ser mencionados. Constantemente las compañías productoras de drogas y medicinas son demandadas, y mayormente hacen arreglos fuera de las cortes para evitar la publicidad.

Cada vez más, el público está alerta y tiene más información para tomar a su cargo la responsabilidad por su propia salud. Nosotros individualmente nos damos cuenta de que somos responsables de nuestra buena salud. Las drogas y medicinas no sanan; por el contrario, ocasionan más problemas que los que curan, y suprimen los síntomas, pero no la causa de las enfermedades. La buena salud empieza con el aprendizaje de lo que es la alimentación, las hierbas, vitaminas, minerales y suplementos que protegen y ayudan a que el organismo se recupere y se sane a sí mismo.

En el pasado, los doctores decían que las hierbas era nada científico, primitivas, de charlatanes, no efectivas, posiblemente peligrosas y que no tenían lugar en nuestra sociedad actual. Pero ya no lo pueden decir más. Cada vez hay mayor evidencia de la validez de la medicina herbácea. La ciencia está comprobando más y más cómo es que las hierbas apoyan al cuerpo para que éste se cure a sí mismo, sin causar efectos secundarios. Usadas con sabiduría y con conocimiento, las hierbas fortalecen, limpian, nutren, estimulan las funciones corporales, y previenen enfermedades. Ahora sabemos por qué las hierbas trabajan para curar al organismo.

La ciencia ha descubierto los ingredientes en las hierbas y ahora saben por qué trabajan para prevenir y curar enfermedades del cuerpo. Por ejemplo las siguientes hierbas:

ALFALFA — beneficiosa en casos de artritis, rica en minerales que previenen esta enfermedad. Sabemos que contienen propiedades antibacterianas, anticancerígenas, antireumáticas; ayuda en casos de colesterol alto.

NUEZ NEGRA — usada por muchos años para la eliminación de parásitos, lombrices y como purificador de la sangre y problemas de la piel. Contiene propiedades antihelmínticas, o sea, mata parásitos y lombrices.

BARDANA — conocida como una de las mejores hierbas para purificar la sangre; esto se le atribuye a sus propiedades antibióticas y antimicóticas (antimicótico significa que mata los hongos).

EQUINÁCEA — usada tradicionalmente en el tratamiento de las infecciones; se sabe que contiene propiedades antibióticas.

GENCIANA — usada en Europa para la curación del sistema digestivo. Contiene ingredientes que estimulan la vejiga y el páncreas, promoviendo la salud.

SELLO DE ORO — usada en Europa y en norteamérica para las infecciones. La berberina (la sustancia activa en el Sello de Oro) mata las infecciones. Destruye la Giardia y otras infestaciones patógenas.

GOTU KOLA — usada tradicionalmente como purificador de la sangre, y como tónico. Contiene asiaticoside, sustancia que ayuda en los casos de enfermedades cutáneas (cutáneo significa o se relaciona con la piel). Es un estimulante del cerebro.

LÚPULO — se le considera muy valioso como relajador. Contiene sustancias sedantes que relajan los nervios y alimentan al sistema nervioso.

Gracias a la evidencia científica actual ahora sabemos ahora POR QUÉ la naturaleza produce estas invalorables plantas. Cuando se usa en su estado natural no causan efectos secundarios, si se usan con prudencia. Las hierbas contienen ingredientes que previenen los efectos secundarios, mientras que las drogas y medicinas producidas por el hombre o derivadas de las plantas pueden causar numerosos efectos secundarios.

Sección XXI

EL SISTEMA CIRCULATORIO

Las enfermedades coronarias (del corazón) son la causa principal de los fallecimientos de adultos en los Estados Unidos. Casi un millón de personas muere cada año de enfermedades cardiovasculares. Las enfermedades del corazón cada año matan a personas más jóvenes, en muchos casos, sin previo aviso como dolores de pecho, falta de aliento u otros síntomas comunes en las enfermedades coronarias. Primero el colesterol se aglomera alrededor del corazón; luego se junta en las venas y arterias. Esa es la razón por la cual primero se ocasiona el daño, antes de sentir síntomas. Estas enfermedades se relacionan a la mala alimentación, alcohol, fumar y falta de ejercicios. El tipo de vida y el cambio de alimentación son muy necesarios para proteger nuestro sistema circulatorio. La alimentación a base de carnes y papas, azúcar y productos a base de harina refinada conducen a un probable ataque cardíaco. Una dieta adecuada, a base de granos integrales (altos en fibra), verduras frescas, frutas y hierbas pueden ayudar a nutrir y limpiar las arterias.

Si los intestinos no funcionan adecuadamente se convierten en otra causa importante de la acumulación de grasas y toxinas en las paredes de las arterias; cuando no funcionan regularmente las entrañas, se producen bacterias anaeróbicas que producen toxinas. Si las entrañas no funcionan adecuadamente, eliminando después de cada comida, estas toxinas se absorben y circulan en el torrente sanguíneo y se depositan en los órganos y otras partes del cuerpo.

NUTRIENDO EL SISTEMA CIRCULATORIO

Estos nutrientes apoyan el funcionamiento adecuado del sistema circulatorio, limpian, nutren, fortalecen el corazón, la sangre, arterias, venas y vasos capilares.

FÓRMULA DE QUELATACIÓN ORAL

Una fórmula que ayuda a limpiar el sistema entero, ayuda a que la sangre circule más libremente, mejora la circulación de manera que la adecuada nutrición y oxidación pueda ocurrir adecuadamente en todo el cuerpo. Los elementos naturales de quelatación trabajan rodeando los depósitos de la misma manera que un imán se pega al hierro. Los elementos quelatadores remueven los depósitos de las paredes arteriales.

La fórmula de quelatación oral natural contiene vitaminas, minerales extractos glandulares, aminoácidos y hierbas. Contiene minerales quelatados, un proceso por el cual son absorbidos mejor en el cuerpo. Contiene l-cisteína, ácido clorhídrico, colina, PABA, l-metionina, lípidos de pescado, bioflavonoides cítricos, rutina, sustancia adrenal, extracto de bazo, de timo, inositol. Además de fruto del marzoleto y gingko, beneficiosos para la circulación. Contiene vitaminas A, D, E,C, B1, B2, B6, B12, niacina, ácido pantoténico, ácido fólico, magnesio, biotina, hierro, yodo, cobre y zinc; además, contiene cromo, selenio, potasio, manganeso y calcio.

FÓRMULAS PARA PURIFICAR LA SANGRE

Las impurezas de la sangre afectan al corazón. Las toxinas se juntan en la sangre y el líquido linfático. Las fórmulas que se identifican a continuación son importantes para ayudar a purificar la sangre:

#1. Trébol rojo, chaparral y especia.
#2. Esta fórmula china fortalece la sangre, hígado y glándulas: Ganoderma, dong-quai, peonía, licyum, bupleuro, cúrcuma,

cornus, salvia, ho-shu-wu, atractiloides, aquirantes, ligustro, remania, ginseng panax, cípero.

#3. Esta fórmula enriquece la sangre y fortalece los riñones.

Palo de arco, trébol rojo, acedera, bardana, zarzaparrilla, diente de león, chaparral, cáscara sagrada, palo de bañón, corteza de duraznero, palo de rosa, estilingia, espino, milenrama.

FORTALECER EL SISTEMA CIRCULATORIO

#1. Esta fórmula proporciona nutrientes para la vista, oídos, y nariz; limpia y nutre: Sello de oro, agracejo, eufrasia, frambuesa.

#2. Esta fórmula mejora la resistencia al estrés con nutrientes que mejoran los sistemas circulatorio, glandular y nervioso: Ginsén siberiano, polen de abejas, acedera, regaliz, gotukola, kelp, esquizandra, brotes de cebada, cinarrodón, pimiento rojo.

FORTALECER EL CORAZÓN Y SISTEMA CIRCULATORIO

#1. Esta fórmula alimenta y fortalece el corazón: Marzoleto, pimiento rojo, ajo.

#2. Se sabe que la fórmula china fortalece y nutre el corazón y el sistema circulatorio: Esquizandra, dong-quai, cistanche, biota, zuquino, ofiopogo, cúscuta, lycium, ginsén panax, poligonio, hoelen, dioscorea, astrágalo, loto, polígala, acoro, zízifo, remania.

#3. Estimula la circulación y eliminación con un efecto positivo en el sistema inmunológico: ajo, pimiento rojo, perejil, ginsén siberiano, sello de oro.

#4. Esta fórmula contiene gingko y marzoleto. El gingko protege las células del cuerpo y especialmente las del cerebro, Mejoran la circulación, ayudan a llevar el oxígeno y glucosa a las células. Protege contra los radicales libres, protege el sistema nervioso.

#5. Pimiento rojo, ajo y perejil también son buenos para alimentar el corazón. El perejil es un diurético natural, es rico en minerales. El ajo ayuda a disolver el colesterol que se pega en las paredes de las arterias. Estimula el sistema linfático y elimina toxinas; es una antibiótico natural.

#6. Esta fórmula es rica en hierro, fomentando la salud de la sangre: Raíz de betarraga, acedera, frambuesa, pamplina, bardana, espino, gordolobo.

Omega 3-EPA- Una nutriente esencial. Ayuda a la producción de la sustancia prostaciclina, similar a las hormonas. Ayuda a prevenir el aglutinamiento de las células de la sangre y reduce el peligro de los coágulos que producen ataques cardíacos y apoplejía.

CoQ-10- Contiene cobre, hierro, magnesio y zinc. Los aminoácidos leucina, histidina y glicina y además trae pimiento rojo y marzoleto.

Esta fórmula aumenta el transporte de oxígeno al cerebro y demás órganos, previene problemas circulatorios. Fortalece el corazón y el sistema inmunológico.

Clorofila líquida-repara los tejidos. Ayuda a neutralizar los efectos de la contaminación por lo que ingerimos y en el ambiente. Ayuda a asimilar calcio y otros minerales. Purifica y fortalece todo el organismo.

Suma , astrágalo, ginsén siberiano, gingko, y gotukola, una fuente de hierbas poderosas para mejorar la circulación, alimentar y fortalecer el cerebro, los ojos, nariz y garganta. Mejora la memoria, la lucidez mental y la sensación general de bienestar.

L-carnitina-Promueven las energías en todo el cuerpo, siendo efec-

tiva en reducir el colesterol, limpiar las venas y arterias y fortalecer los músculos, especialmente del corazón; quema la grasa
y reduce los depósitos de grasa en el cuerpo. Limpia las venas.

HIERBAS INDIVIDUALES PARA EL SISTEMA CIRCULATORIO:

Zabila, arándano, consuelda media, rusco, pimiento rojo, clavo de
olor, ajo, jengibre, gingko, marzoleto, rábano picante, espino,
suma y raíz de Virginia Snake.

Sección XXII

Los problemas de la digestión son muy comunes hoy en día. Desde personas mayores hasta también muchos jóvenes tienen problemas de este tipo. La digestión inadecuada puede ocasionar asimilación deficiente, especialmente de minerales esenciales. La falta de minerales y ácidos grasos necesarios produce células enfermas. El comer alimentos en combinaciones no propicias o equivocadas y el comer bajo estrés o demasiado puede ocasionar fermentos y gases, los cuales se pueden relacionar con el cáncer y otras enfermedades. La indigestión y otros problemas pueden ser causados primeramente por el estrés, estreñimiento, dieta deficiente, drogas, alcohol y tabaco. El comer alimentos nutritivos y naturales alimenta al sistema digestivo y fortalece todo el cuerpo.

FORMULA DIGESTIVA

Esta fórmula es más que una ayuda para la digestión, ya que ayuda al hígado, vesícula, y bazo, promoviendo un normal funcionamiento del sistema digestivo. Esto también ayuda al sistema linfático y al sistema urinario. Fomenta la producción de bilis, con la cual se digiere la grasa y previene el estreñimiento; ayuda con el gas y balonamiento, retención de líquidos, y asimilación de nutrientes.

#1: Cinarrodón, agracejo, diente de león, hinojo, raíz de betarraga, rábano, perejil.

#2: Ayuda para la digestión de proteínas HCL- La producción de ácido clorhídrico para la digestión disminuye a medida que pasan los años. Este ácido es esencial para la desintegración de las proteínas, almidones, y muchos alimentos. El ácido clorhídrico destruye las bacterias dañinas. Las lombrices y parásitos también son destruidos por acción del ácido clorhídrico.

#3: Enzimas para la digestión — necesarias para la digestión de proteínas, grasas y carbohidratos. Las enzimas son esenciales para la digestión adecuada. Los alimentos necesitan enzimas para poder ser transformados en elementos más pequeños, más simples. Las enzimas se destruyen al calentar los alimentos, por causa del estrés emocional, drogas y tóxicos que comemos o respiramos.

FÓRMULAS PARA EL SISTEMA DIGESTIVO

Estas fórmulas mejoran la digestión y en muchos casos, todo el organismo se beneficia. Las yerbas ayudan a calmar un estómago nervioso, apoyan la digestión, proporcionan enzimas y ayudan a digerir proteínas.

#1: Esta es una fórmula china que mejora el sistema digestivo y el sistema urinario para la eliminación de toxinas. Ayuda a prevenir las náuseas, gas, balonamiento, alergias, mareos y el deseo de comer dulces: Agastache, magnolia, té Shenqu, crataegus, oriza, hoelen, ginsén Panax, pinelia, sausurea, gastrodia, cidra, atractiloides, cardamomo, platicodo, jengibre, regaliz.

#2: Papaya, jengibre, menta, camote silvestre, hinojo, dong-quai, menta verde, cataria.

#3: Barberry, jengibre, corteza de nudosa, hinojo, hierbabuena, camote silvestre, cataria.

#4: Raíz de betarraga, diente de león, perejil, equiseto, empeine, cimífuga, abedul, cardo bendito, angélica, manzanilla, genciana, solidaga.

#5: Papaya y menta.

#6: Sello de oro, enebro, gayuba, fruto del cedro, gordolobo, milenrama, ajo, olmo americano, pimiento rojo, diente de león, malvavisco, ortiga, corteza de roble blanco, regaliz.

#7: Esta fórmula es buena para el estómago y sistema intestinal. Ayuda a prevenir la indigestión, infecciones, inflamaciones, úlceras, y acumulación de sustancias tóxicas: Olmo americano, malvavisco, dong-quai, jengibre, camote silvestre.

#8: Esta fórmula china es muy buena para los sistemas digestivo y nervioso, lo cual ayuda en caso de muchos problemas de salud. Cuando se fortalecen los nervios, se fortalece también el sistema inmunológico y el sistema urinario e intestinal. Bupleuro, rosa montés, pinelia, canela, dong-quai, fushen, zhishi, escutelaria, atractiloides, ginsén Panax, jengibre, regaliz.

#9: Esta es otra fórmula china muy buena que trabaja con el sistema digestivo. Fortalece la digestión para prevenir la indigestión, colitis, mala circulación, y muchos otros problemas que se relacionan con el desequilibrio de la digestión: Ginsén Panax, astrágalo, atractiloides, hoelen, dioscorea, loto, galanga, pinelia, chaenomeles, magnolia, saussurea, dong-quai, cáscara de cidra, dolichos, regaliz, jengibre, zanthoxylum, cardamomo.

#10: Esta combinación fortalece y cura los sistemas intestinal y digestivo: Jengibre, pimiento rojo, sello de oro, regaliz.

Hierbas individuales para el sistema digestivo:

La alfalfa proporciona minerales esenciales y ayuda a la digestión. La zabila cura y protege las membranas mucosas, cura las úlceras, y las cicatrices en casos de abrasiones.

El buchu cura el tracto digestivo, absorbe el exceso de ácido úrico y actúa como tónico.

El pimiento rojo cura y detiene las hemorragias internas, actúa como desinfectante y ayuda la digestión.

La consuelda cura y detiene las hemorragias internas, actúa como desinfectante y la digestión.

Consuelda, hinojo, genciana, papaya, perejil, menta, olmo americano.

Sección XXIII

EL SISTEMA GLANDULAR

El sistema endocrino o glandular consiste de las glándulas: pituitaria, tiroides, paratiroides, timo, glándulas sexuales (ovarios y testículos), páncreas, hipotálamo, y suprarrenales.

Junto con el sistema nervioso, las hormonas (que son las secreciones del sistema glandular) son una de las formas principales para controlar las actividades del cuerpo. El sistema glandular tiene un efecto directo en el ánimo, mente, conducta y sistema de defensas, en la memoria, control del metabolismo, y de azúcar en la sangre, para nombrar algunos.

Todas las glándulas dependen una de la otra para trabajar en sinergia. El sistema glandular es necesario para la supervivencia; un sistema saludable es esencial para la buena salud.

El desequilibrio de cualquier glándula del sistema glandular causará numerosos problemas en el organismo. Las vitaminas, minerales, y las hierbas nutren y restauran la salud glandular.

FÓRMULA PARA LAS GLÁNDULAS — Para nutrir y fortalecer todo el sistema glandular. Las vitaminas, minerales y hierbas, junto con otros ingredientes son necesarios para estimular la adecuada producción de hormonas y para el metabolismo.

La vitamina A nutre la glándula Timo en especial (además de nutrir a todas las otras glándulas), ayudando a que se desarrolle y aumente de tamaño, de manera que pueda producir más anticuerpos. El zinc protege el sistema inmunológico y en particular apoya a las células T. Con poca cantidad de zinc, el crecimiento del timo se limita o detiene. La lecitina ayuda a eliminar los depósitos de grasa; especialmente efectiva en el hígado. La vitamina C nutre y limpia todas las glándulas y con los bioflavonoides del limón, ayuda a proteger el sistema inmunológico. Los minerales, especialmente las trazas de minerales en las hierbas, son vitales para la salud del sistema glandular. El kelp es rico en yodo y contiene todos los minerales esenciales. La alfalfa es rica en minerales y elimina el ácido úrico del cuerpo. El perejil es un diurético natural y elimina las toxinas como en el caso del ácido úrico. El diente de león estimula la producción de bilis y beneficia el bazo y el páncreas. La raíz del regaliz fortalece las glándulas suprarrenales, páncreas y bazo.

Además ayudan: la vitamina A (beta caroteno), vitaminas C, vitamina E, zinc, ácido pantoténico, manganeso, potasio, lecitina, regaliz, bioflavonoides del limón, polvo de espárrago, alfalfa, perejil, kelp, nogal negro, tomillo, partenio, esquizandra, ginsén siberiano, dong-quai, diente de león, gayuba, y malvavisco.

FÓRMULAS HERBÁCEAS PARA EL SISTEMA GLANDULAR-

#1 Esta fórmula fortalece el sistema glandular. Es especialmente buena para el páncreas y su producción de pancreatina, y para la emisión de bilis de la vesícula. También ayuda a mejorar la función del hígado y es buena para el sistema urinario: Fruto de cedro, bardana, chaparral, sello de oro, ginsén siberiano.

#2 Esta fórmula fortalece el sistema digestivo. La digestión inadecuada puede ocasionar el mal funcionamiento de las glándulas: Agracejo, jengibre, nudosa, hinojo, menta, camote silvestre, cataria

#4 Esta fórmula nutre especialmente la glándula tiroides, siendo buena para todo el sistema glandular (este sistema también es conocido como el sistema endocrino) gracias a su composición de minerales. Los minerales ayudan a eliminar los metales tóxicos y venenos: Musgo de Irlanda, kelp, cáscara del nogal negro, perejil, berro, y zarzaparrilla.

#5 Esta fórmula mejora la producción de bilis, la cual a su vez ayuda a la digestión de las grasas y previene el estreñimiento. Nutre el hígado, sistema digestivo, el bazo, sistema inmunológico y todo el sistema endocrino: Cinarrodón, palo de rosa, diente de león, hinojo, betarraga, rábano, perejil.

#6 Esta fórmula está preparada para alimentar al hígado. El hígado está encargado de desintoxicar al cuerpo. Su buen funcionamiento es importantísimo para el sistema glandular: Betarraga, diente de león, perejil, cola de caballo, manzanilla, genciana, solidaga.

#7 Esta fórmula nutre el sistema glandular, especialmente el páncreas y la próstata: Sello de oro, enebro, gayuba, fruto del cedro, gordolobo, milenrama, ajo, olmo americano, pimiento rojo, diente de león, malvavisco, espino, corteza de roble blanco, regaliz.

#8 Rica en minerales para nutrir el sistema glandular, en especial el hipotálamo y la glándula tiroides. Contiene minerales quelatados, lo cual ayuda a su asimilación: Zinc, manganeso, kelp, musgo de Irlanda, perejil, lúpulo, pimiento rojo.

#9 Ayuda al equilibrio del sistema endocrino o glandular. Es rica en yodo, hierro, calcio y magnesio: Kelp, diente de león, alfalfa.

#10 Fórmula benéfica para el sistema glandular, especialmente para la tiroides que es la glándula maestra. Tiene lúpulo, para ayudar a controlar el estrés, el cual es el causante de la pérdida de nutrientes. La fórmula tiene los nutrientes que ayudan a proteger al sistema endocrino.

#11 Nutre los sistemas glandular, nervioso y circulatorio. Es una manera natural de asimilar los nutrientes que lo ayudan a adaptarse al estrés: Ginsén siberiano, polen de abejas, acedera, regaliz, gotukola, kelp, esquizandra, brotes de cebada, cinarrodón, pimiento rojo.

#12 Ayuda al sistema glandular durante los ayunos y limpiezas. Nutre y fortalece a las glándulas durante el estrés: Pamplina, cáscara sagrada, regaliz, alazor, partenio, cáscara de nogal negro, gotukola, marzoleto, papaya, hinojo, diente de león.

#13 Excelente para atletas y ejercicios. Nutre durante el estrés de los ejercicios y actividad física. Pueden tomarlo los padres que tienen niños muy activos: Ginsén siberiano, ho-show-wu, cáscara del nogal negro, regaliz, genciana, hinojo, olmo americano, polen de abeja, baya de laurel, mirra, menta, alazor, eucalipto, hierba luisa, pimiento rojo.

#14 Esta fórmula ayuda a mantener un equilibrio en el control del peso. Para el control del peso se usa junto con suplementos con fibra, con granos enteros, frutas y verduras, y suplementos naturales: Regaliz, betarraga, marzoleto, hinojo.

#15 Esta fórmula ayuda cuando hay excesivo estrés, cuando las glándulas se debilitan y todo el organismo está bajo excesivo estrés; proporciona las energías y nutrientes que se necesitan para protegerse de los efectos del excesivo estrés: Suma, astrágalo, ginsén siberiano, ginkgo, gotukola.

#16 Fortalece el páncreas: Cromo, zinc, sello de oro, enebro, gayuba, ráspano, gordolobo, milenrama, ajo, olmo americano, pimiento rojo, diente de león, malvavisco, espino, roble blanco, regaliz.

#17 Fórmula china. Buena para fortalecer el sistema glandular. Pueden haber problemas de salud cuando las glándulas están en desequilibrio: Dendrobio, eucomia, remania, ofiopogo, tricosantes, pueraria, anamarrena, aquirantes, hoelen, espárrago, moutan, alisma, felodendro, cornus, regaliz, esquizandra.

GLÁNDULAS FEMENINAS

La fórmula para las glándulas de las mujeres, contiene vitaminas, minerales, y hierbas que nutren y fortalecen, previniendo la deficiencia que ocasiona síntomas y problemas físicos y emotivos. Previene el estrés mental y físico que se presenta en forma de fatiga, depresión, irritabilidad, y desequilibrio químico que puede llevar a la dependencia de medicamentos antidepresivos.

Contiene vitaminas A, C, B1, B2, niacinamida, vitaminas D, E, B6, B12, ácido fólico, biotina, ácido pantoténico, y minerales, calcio, hierro, yodo, magnesio, zinc, cobre, manganeso, cromo, selenio y potasio, colina, inositol, PABA, y bioflavonoides; además contiene las siguientes hierbas: dong-quai, peonia, bupleuro, hoelen, atractiloides, codonopsys, alisma, regaliz, magnolia, jengibre, menta, moutan, gardenia, y cípero.

FÓRMULAS PARA MUJERES

#1 Ayuda en el mantenimiento de las glándulas femeninas y otras. Nutre, fortalece las glándulas de la reproducción, previene los dolores de la menstruación, tensión premenstrual, insomnio, síntomas de la menopausia, frigidez, y otros problemas causados por el desequilibrio hormonal: Cimífuga, regaliz, ginsén siberiano, zarzaparrilla, hierba tora, cardo bendito, falso unicornio.

#2 Prepara a la mujer que va a dar a luz, fortalece las glándulas y sistema reproductor. Nutre los organismos debilitados, previniendo los problemas menstruales, mareos matutinos del embarazo, abortos, y síntomas de la menopausia: Cimífuga, hierba tora, dong-quai, rusco, frambuesa.

#3 Para el sistema reproductor y glándulas femeninas. Rica en hierbas que contienen vitaminas y minerales que fortalecen y nutren las glándulas femeninas: Frambuesa, dong-quai, jengibre, regaliz, cimífuga, reina de los prados, cardo bendito, malvavisco.

#4 Fortalece el sistema reproductor y urinario. Previene los calambres, balonamiento, mareos matutinos del embarazo, y problemas de la menstruación: Sello de oro, frambuesa, cimífuga, reina de los prados, malvarrosa, cardo bendito, dong-quai, pimiento rojo, jengibre.

#5 Suplemento herbáceo que ayuda a equilibrar las hormonas, previniendo la acumulación del estrógeno del tipo que no conviene; además, el balonamiento, problemas de postparto, debilidad vascular (de las venas), hemorragias, anemia. Fortalece el sistema urinario: Sello de oro, pimiento rojo, jengibre, gayuba, nudosa, hierba tora, cardo bendito, frambuesa, falso unicornio.

#6 Fórmula líquida para su fácil asimilación y digestión. Mejora la alimentación de los sistemas digestivo y glandular: Menta, cinarrodón, hibisco, frambuesa.

HIERBAS INDIVIDUALES PARA LAS GLÁNDULAS FEMENINAS

Cimífuga, cardo bendito, hierba de San Cristóbal, dong-qu
frambuesa, suma.

FÓRMULAS PARA HOMBRES

#1 Fórmula especialmente preparada para la glándula de la prós-
tata, al igual que para todo el sistema glandular. Esto ayuda al equilibrio hormonal; además proporciona nutrientes para la inflamación y dolor de la próstata: Cimífuga, regaliz, kelp, gotukola,
pimiento rojo, sello de oro, jengibre, dong-quai.

#2 Especialmente buena para los sistemas de reproducción mas-
culino y urinario. Previene las piedras (cálculos) en los riñones,
inflamación, infecciones, impotencia, edema, dolor de articulaciones, prostatitis: Pimiento rojo, sello de oro, jengibre, perejil,
ginsén siberiano, gayuba, malvavisco, eupatorio.

#3 Especial para el sistema masculino. Nutre y fortalece la prósta-
ta. Previene la inflamación, hinchazón y el dolor. Muy importante
para hombres ya mayores, que necesitan los nutrientes para el adecuado funcionamiento de las glándulas masculinas: Ginsén siberiano, partenio, palmito enano, gotukola, damiana, zarzaparrilla,
cola de caballo, ajo, pimiento rojo, pamplina.

#4 Diseñado para ayudar a fortalecer el sistema glandular, en espe-
cial el páncreas y la próstata. Ayuda en casos de infección, retención de líquidos, y mejora la circulación, previniendo así que haya
una acumulación de toxinas en las glándulas.

HIERBAS INDIVIDUALES PARA VARONES:

Nogal negro, damiana, ho-shou-wu, zarzaparrilla, palmito enano,
ginsén siberiano, ginsén americano, suma.

Sección XXIV

EL SISTEMA INMUNOLÓGICO

Este sistema es una red de compuestos que nos mantiene seguros contra las infecciones de bacterias, virus, hongos o levaduras y otras toxinas que se acumulan en los tejidos. El daño al sistema inmunológico se va acumulando hasta que se daña y se torna defectuoso, lo cual es tan común hoy en día. La alimentación y estilo de vida tienen un efecto profundo en el sistema inmunológico. Las evidencias confirman que el estrés y la manera en que lo afrontamos son las causas principales de la enfermedad.

El estrés causa que se reduzca la producción de las hormonas de las glándulas suprarrenales; esto hace que se suprima el sistema inmunológico, debido a que este sistema necesita una abundante cantidad de nutrientes, que usualmente no se obtiene en la alimentación no equilibrada, especialmente en los Estados Unidos, donde los alimentos son procesados (pierden sustancias y elementos naturales) y contienen sustancias químicas, colorantes, preservantes y saborizantes químicos; el procesamiento de los alimentos hace que éstos pierdan vitaminas esenciales tales como las vitaminas del complejo B, y minerales, todos los cuales son imprescindibles para un sistema inmunológico saludable.

Los virus están compuestos de materiales biológicos (vivos) y no vivos. Pueden estar latentes por muchos años y si el sistema inmunológico se debilita, pueden activarse. Los virus insertan su material genético a través de las paredes celulares; luego de dañar la célula invadida, usan el mecanismo de reproducción de la célula invadida para su propia reproducción. Luego de reproducirse, disuelven las paredes de la célula anfitriona y se diseminan hacia otras células, invadiéndolas (infectándolas) y otra vez repitiendo el ciclo.

FÓRMULA SISTEMA INMUNOLÓGICO

Contiene nutrientes para fortalecer y proteger al sistema inmunológico. Contiene los ingredientes necesarios para un sistema inmunológico saludable y en buen funcionamiento, lo cual ayuda a luchar contra las toxinas, gérmenes y virus que invaden constantemente nuestros cuerpos: La vitamina A de los aceites de pescado y beta caroteno; vitamina C, E, zinc, selenio, polvo del jugo de brotes de cebada, espárrago en polvo, astrágalo, brécol, col, ganoderma, partenio, esquizandra, ginsén siberiano, goma de mirra, palo de arco.

FÓRMULAS ESPECIALES PARA EL SISTEMA INMUNOLÓGICO:

#1 Diseñada para alimentar y fortalecer el sistema inmunológico, también protege el cuerpo contra el estrés y promueve la sensación de bienestar. Esto ayuda en la curación y contra los virus que pueden ocasionar enfermedades de autoinmunidad: Cinarrodón, beta caroteno, brécol en polvo, col, ginsén siberiano, perejil, trébol rojo, brotes de cebada, rábano.

#2 Buena para los sistemas circulatorio e inmunológico. Protege contra los virus y gérmenes patógenos (que causan enfermedades): Cinarrodón, manzanilla, olmo americano, milenrama, pimiento rojo, sello de oro, goma de mirra, menta, salvia y hierba luisa.

#3 Fortalece el sistema inmunológico, ayuda en la digestión y el sistema linfático; ayuda contra la fiebre, náuseas, mareos, escalofríos, dolores abdominales, y retención de líquidos: Jengibre, pimiento rojo, sello de oro, regaliz

#4 Fórmula de germanio. El germanio es un antioxidante que neutraliza los radicales libres y previene que ocasionen daño a los tejidos del cuerpo. La equinácea ayuda y neutraliza las toxinas, eliminándolas: Germanio, equinácea.

#5 Ayuda contra el estrés debilitante. Buena para los sistemas respiratorio y linfático: Partenio, milenrama, goma de mirra, pimiento rojo.

#6 Esta fórmula mejora el sistema inmunológico. Purifica el sistema linfático y fortalece el sistema digestivo. Ayuda contra las infecciones, gripe, resfríos, e inflamación de las glándulas: Partenio, sello de oro, milenrama, pimiento rojo.

#7 Fortalece el sistema de eliminación. La mala eliminación puede ocasionar un sistema inmunológico débil, y esto a su vez abre las puertas a todo tipo de enfermedades: Sello de oro, nogal negro, altea (malvavisco), partenio, llantén, consuelda media.

#8 Fórmula de trébol rojo. Ayuda a purificar y elimina toxinas, gérmenes, virus. También en forma líquida, para más fácil asimilación, especialmente de quienes tienen un sistema digestivo debilitado: Trébol rojo, chaparral, especia.

#9 Para fortalecer el sistema inmunológico. Contiene minerales quelatados que son necesarios para las enzimas del sistema inmunológico, tal como la superoxidismutasa: Vitamina A (beta-caroteno), cobre, manganeso, zinc.

#10 Fortalece todo el cuerpo contra la infestación micótica, y de otros microbios que proliferan cuando el sistema inmunológico está débil: Ácido caprílico, vitaminas A, E, C, ácido pantoténico, biotina, zinc, selenio, además: Pau D'Arco, ajo, sello de oro, yuca, hierba luisa, cinarrodón, complejo de hisperidina, bioflavonoides cítricos.

#11 Protege y reconstruye el sistema inmunológico; los nutrientes que contiene son imprescindibles para proteger al sistema inmunológico, con minerales quelatados a los aminoácidos glutamina y glicina, lo cual mejora su asimilación: Vitamina A (Betacaroteno), cobre, manganeso, zinc, polvo del líquido de los brotes de cebada.

#12 Para curar y fortalecer el sistema inmunológico y protegerlo contra las enfermedades; contiene una combinación de sello de oro y partenio. El sello de oro es una hierba muy importante, ya que cura y repara el tracto digestivo en todo su recorrido; el partenio ayuda al sistema linfático a que pueda mantener limpio todo el cuerpo.

#13   Esta fórmula china fortalece el sistema inmunológico. Protege contra las infecciones virales y contra los gérmenes: Diente de león, verdolaga, índigo, flaspi, bupleuro, escudo, pinelia, ginsén, canela, regaliz.

#14 Fórmula china, mejora la circulación para mejorar el efecto de combatir y prevenir las infecciones. Fortalece el sistema inmunológico por medio de una mejor circulación: Astrágalo, ginsén Panax, dong-quai, remania, epimedio, ganoderma, eucomia, licio, peonia, polígala, ligústico, esquizandra, atractiloides, hoelen, aquirantes, ofiopogo, cáscara de cidra, regaliz.

#15 Viene en extracto, para ayudar a su asimilación y acción más rápida. Fortalece los sistemas inmunológico y nervioso. Es muy útil en la lucha contra infecciones, especialmente en las infecciones de los oídos, también en la acumulación del serumen, en la picazón de los oídos, y para algunos casos de pérdida de la capacidad de audición. También en algunos casos de infecciones de garganta: Cimífuga, pamplina, sello de oro, té del desierto, regaliz, valeriana, escutelaria.

HIERBAS INDIVIDUALES PARA EL SISTEMA INMUNOLÓGICO

Polvo de jugo de brotes de cebada, verbena azul, bardana, chaparral, equinácea, ginkgo, sello de oro, partenio, pau d'arco, cinarrodón, suma.

SECCIÓN XXV

EL SISTEMA INTESTINAL

El colon es el sistema de colección de desechos del cuerpo, pero si no se le trata adecuadamente, puede acumular toxinas venenosas, las cuales se absorben en el torrente sanguíneo. Esto, a su vez, ocasiona un sinnúmero de enfermedades. Todo esto por la falta de fibra en la alimentación. Especialmente cierto cuando viene de muchos años.

El intestino delgado es donde se asimila la mayor cantidad de nutrientes; el estrés puede reducir la capacidad de absorción, e irritar al intestino delgado.

El intestino grueso es donde se asimilan los minerales y el agua. Cuando las paredes del intestino grueso no están saludables, no se pueden absorber y asimilar los minerales, creando problemas por deficiencia. Cuando todo el sistema intestinal funciona adecuadamente, todo el cuerpo se mantiene saludable.

FÓRMULA PARA EL VIENTRE

Es buena para todo el tracto gastrointestinal, con sus nutrientes, buenos para el colon, y para fortalecer y curar el estómago, curar y limpiar los intestinos, estimular la producción de bilis y la salud hepática (la salud del hígado). Disuelve y elimina la mucosidad del tracto intestinal. Contiene nutrientes que ayudan a la buena digestión y asimilación. Esta formula contiene: betaína hidroclorhídrica. pepsina, pancreatina y sales biliares para el sistema gastrointestinal superior; cáscara de silio, kelp y clorofila para limpiar y nutrir los intestinos; también contiene vitaminas C, E, beta-caroteno, selenio y zinc. Contiene algina, cáscara sagrada, arcilla bentonita, pectina de manzana, raíz de malvavisco, de partenio, carbón, jengibre, y clorofilina sodio-cúprica.

FÓRMULA DE GIMNEMA

Excelente para los sistemas digestivo y glandular. Las investigaciones relacionadas al gimnema demuestran buenos resultados para la nutrición del páncreas, y ayuda en las enfermedades como la diabetes, obesidad y problemas glandulares: Mirtilo, hojas de gimnema, malvavisco, cáscaras de silio.

FÓRMULA DE SEMILLA DE CALABAZA

Buena contra los parásitos, limpia el colon, para problemas cutáneos (de la piel), remueve las toxinas, ayuda contra el estreñimiento, problemas de próstata, tumores, lombrices: Semillas de calabaza, raíz de verónica, cáscara sagrada, violeta, manzanilla, gordolobo, malvavisco, olmo americano.

FÓRMULAS PARA LOS INTESTINOS

Las hierbas que lo componen dan tono, reconstruyen y fortalecen los intestinos. Gradualmente limpian y restablecen el funcionamiento de los intestinos. El estreñimiento hace que se acumulen las toxinas en la sangre, y evita que se asimilen los alimentos.

#1 Para todo el tracto intestinal. Mejora el funcionamiento del hígado. Fortalece la vesícula, y también los sistemas urinario y linfático: Cinarrodón, agracejo, diente de león, hinojo, betarraga, rábano picante, perejil.

#2 Cura y restaura el funcionamiento de los intestinos; purifica la sangre: Cáscara sagrada, palo de bañón, regaliz, pimiento rojo, jengibre, palo de rosa, regaliz, pimiento rojo, jengibre, ruibarbo de Turquía, bermuda, trébol rojo.

#3 Rica en fibra y minerales para el intestino grueso. Ayuda a restaurar la normal función de los intestinos débiles: Dong-quai, cáscara sagrada, ruibarbo turco, sello de oro, pimiento rojo, jengibre, agracejo, hinojo, frambuesa.

#4 Contiene fibra de origen natural. Absorbe toxinas y las elimina en la defecación. Reduce el colesterol y restaura el funcionamiento normal de los intestinos: Silio, avena, fibra de manzana.

#5 Limpia los intestinos. El jengibre evita los calambres que produciría el sena. La cataria relaja los intestinos. Fórmula rica en minerales, los que se absorben en el intestino grueso: Hojas de sena, hinojo, jengibre, cataria.

#6 Esta fórmula trabaja a nivel del intestino grueso para promover la proliferación de bacterias amigables, esenciales para un intestino saludable. Calma, cura todo el sistema intestinal: Ionicera, escudo, forsitia, platicodo, ligústico, esquinozepeta, eponía, crisantemo, gardenia, felodendro, siler, bupleuro, dong-quai, arctium, vitex, regaliz, cártamo, coptis.

FÓRMULA PARA UNA LIMPIEZA GENERAL

Esta fórmula es buena para el colon, para la sangre y para las células de todo el organismo. Es una fórmula excelente para limpiar la sangre, para la pérdida de peso y en cualquier enfermedad.

#1   Genciana, musgo de Irlanda, cáscara sagrada, sello de oro, olmo americano, fenugreco, alazor, mirra, acedera, partenio, nogal negro, agracejo, diente de león, gayuba, pamplina, cataria, cyani.

SUPLEMENTOS PARA EL SISTEMA INTESTINAL

Acidófilos, jugo de zabila, bentonita hidratada, clorofila líquida, magnesio.

HIERBAS INDIVIDUALES

Nuez negra, palo de bañón, cáscara sagrada, chaparral, diente de león, hinojo, fenugreco, lino, jengibre, sello de oro, regaliz, malvavisco, mahonia, menta, silio, alazor, zarzaparrilla, sena, verbena, olmo americano.

SECCIÓN XXVI

EL SISTEMA NERVIOSO

El sistema nervioso es una de las partes más importantes y delicadas del cuerpo y necesita ser tratado y alimentado en forma especial. Los sistemas nervioso e inmunológico están íntimamente ligados. Cuando uno de ellos falla, el otro se ve afectado. El cerebro tiene la función de transmisión de mensajes desde y hacia el sistema inmunológico. Por lo tanto, es importantísimo alimentar y cuidar el sistema nervioso para mantener sano al sistema inmunológico.

FÓRMULA PARA EL ESTRÉS

El estrés roba de nutrientes al organismo; los nutricionistas concuerdan en que la carencia de nutrientes adecuados es una de las situaciones que ocasionan mayor estrés al cuerpo y al sistema inmunológico. Esta fórmula está diseñada para fortalecer al organismo para enfrentar el estrés. Esta formula contiene: Vitaminas C, B1, B2, B6, B12, ácido fólico, biotina, niacinamida, ácido pantoténico, esquizandra, bitartrato de colina, PABA, germen de trigo, valeriana, escutelaria, inositol, lúpulo, bioflavonoides cítricos.

FÓRMULAS HERBÁCEAS PARA LOS NERVIOS

#1 Para relajar los nervios y nutrir y fortalecer el sistema nervioso. Es muy buena para colon espasmódico y para espasmos musculares. Ayuda a prevenir las migrañas. Es rica en calcio, y vitaminas del complejo B, que proporcionan apoyo para el sistema nervioso.

#2 Esta fórmula fortalece los nervios debilitados y ayuda en los casos de tensión nerviosa, calambres, dolores de cabeza, histeria, dolor e insomnio. Fortalece los nervios en casos de tos, calambres, vértigo, y en las gripes, resfríos y fiebres: Sauce blanco, valeriana, hojas de lechuga, pimiento rojo.

#3 Fortalece el sistema nervioso, limpia los músculos y tejidos. La garra del diablo funciona en forma similar al chaparral y mejora la fórmula: Sauce blanco, cimífuga, pimiento rojo, valeriana, jengibre, lúpulo, pulpa de betónica, garra del diablo.

#4 Para sistemas nerviosos demasiado alterados. Ayuda en casos de insomnio, hipertensión, problemas de la menstruación, indigestión nerviosa, dolor de cabeza, epilepsia, artritis, y reumatismo: Valeriana, escutelaria, lúpulo.

#5 Fortalece el sistema nervioso y la circulación sanguínea periférica. Ayuda a calmar la ansiedad y la tensión muscular. Gradualmente reconstruye al sistema nervioso y lo vuelve saludable y fuerte, lo cual a su vez protegerá al sistema inmunológico. La valeriana es rica en calcio y la pasionaria es buena para los ojos: Cimífuga, valeriana, pimiento rojo, pasionaria, escutelaria, lúpulo, pulpa de betónica.

#6 Fórmula china, muy buena para el sistema nervioso. Previene la depresión, el insomnio, la fatiga, ansiedad, y los síntomas de la menopausia. También fortalece el sistema urinario, respiratorio y el sistema de reproducción femenino: Perilla, sausurea, gambir, savia de bambú, bupleuro, pinelia, aurantium, zhishi, ofiopogo, cípero, platicodo, ligústico, dong-quai, ginsén Panax, hoelen, coptis, jengibre, regaliz.

#7 Extracto que se usa para calmar, nutrir y fortalecer el sistema nervioso, y además es especialmente bueno para quienes necesitan fortalecer su sistema digestivo. Fácil de asimilar, fortalece y reconstruye los sistemas digestivo y nervioso, gracias a su alto contenido de minerales. Se puede usar debajo de la lengua con resultados muy rápidos: Valeriana, anís, nuez negra, té del desierto, jengibre, regaliz.

#8 Fórmula china, con nutrientes vitales para un sistema nervioso fuerte y saludable. Bueno también para los sistemas digestivo y urinario: Semilla de dragón, conchas de ostras pulverizadas, albizzia, poligono, fushen, poligala, acoro, ginsén panax, saussurea, zísifo, cúrcuma, cáscara de haliotis, coptis, canela, regaliz, jengibre.

#9 Proporciona nutrientes que fortalecen el sistema nervioso. Es muy buena para el sistema respiratorio y para los músculos: Cardo bendito, Pleurisy, escutelaria, hierba santa.

Los nervios destrozados necesitan vitaminas del complejo B y una fórmula de calcio herbáceo. La vitamina C con bioflavonoides es esencial para curar el sistema nervioso, especialmente la vaina que protege y rodea los nervios.

HIERBAS INDIVIDUALES PARA LOS NERVIOS

Arándano, aceite de casis, cataria, chaparral, matricaria, lúpulo, grecolina, pasionaria, escutelaria, valeriana, pulpa de betónica.

Sección XXVII

EL SISTEMA RESPIRATORIO

El sistema respiratorio consiste de la nariz, garganta, tráquea y pulmones; los pulmones tienen la función de obtener el oxígeno necesario para la vida. Las infecciones del sistema respiratorio son la causa más común de enfermedades; de un tercio a la mitad del ausentismo al trabajo se debe a las enfermedades causadas por las enfermedades agudas del sistema respiratorio.

Los contaminantes presentes en el medio ambiente, y las toxinas tales como el nitrógeno y el monóxido de carbono son la causa principal de la mayoría de los problemas respiratorios. Los contaminantes pueden atacar al cuerpo en forma continua por mucho tiempo, antes de que aparezcan los síntomas.

Las hierbas, vitaminas, minerales, y una dieta adecuada permitirán tener un sistema respiratorio fuerte y saludable.

FÓRMULA PARA LA RESPIRACIÓN

Fórmula para la congestión pulmonar severa, alergias, pulmones con líquido, mucosidad o neumonía; tos, y sustancias tóxicas que se han acumulado en los pulmones. También ayuda en la digestión. Las hierbas en esta fórmula ayudarán a proteger los pulmones de todos los contaminantes y el aire. Ayuda a fluidificar la mucosidad endurecida y acumulada en los sinus, garganta, y pulmones. Ayudará en los casos de asma, bronquitis, tos, fiebre del heno, drenaje nasal, dolor de oídos, inflamación de los sinus (sinusitis), glándulas inflamadas. Contiene consuelda, fenugreco, rábano picante, gordolobo, hinojo.

FÓRMULAS ESPECIALES PARA LA RESPIRACIÓN

#1 Fórmula china especial para el sistema respiratorio, pero también ayuda al sistema circulatorio y linfático. Aumenta la circulación y elimina las toxinas del sistema: Cáscara de cidra, pinelia, ma-huang, fritilaria, savia de bambú, bupleuro, hoelen, platicodo, xingren, mora, magnolia, tusílago, ofiopogo, esquizandra, jengibre, regaliz.

#2 Dos combinaciones muy buenas para el sistema respiratorio; el fenugreco y tomillo son especialmente buenos para eliminar mucosidad de los sinus y la cabeza, y además, de todo el sistema respiratorio. Ayudan a limpiar los pulmones y pasajes nasales limpios y prevenir la multiplicación de gérmenes y virus: Fenugreco, tomillo, malvavisco, fenugreco, olmo americano.

#3 Esta fórmula está especialmente preparada para fortalecer los sistemas nervioso y muscular, y para el sistema respiratorio, supliendo los nutrientes necesarios para su curación y fortalecimiento: Cardo bendito, pleurisy, escutelaria, hierba santa.

#4 Fórmula excelente para nutrir los pulmones y el sistema respiratorio en general, ayudando en los casos de asma, alergias, tos, dolor de sinus, de cabeza, irritación de los sinus, que causa drenaje a la garganta: Malvavisco, efedra china, gordolobo, pasionaria, cataria, senega, olmo americano.

#5 Para todo el sistema respiratorio y en especial muy buena para los sinus: Ayuda a limpiar y fortalecer las membranas mucosas de la nariz, garganta y pulmones y para prevenir alergias y otros problemas de la respiración. Ayuda en los casos de fiebre del heno, sinusitis, ojos irritados, tos, asma, bronquitis, e infecciones de las vías respiratorias: Efedra china, senega, sello de oro, pimiento rojo, perejil, chaparral, bardana.

HIERBAS INDIVIDUALES PARA EL SISTEMA RESPIRATORIO

Angélica, consuelda, eupatorio, efedra, fenugreco, semilla de lino, sello de oro, regaliz, lobelia, malvavisco, gordolobo, hierba santa.

SECCIÓN XXVIII

SISTEMA ESTRUCTURAL

Este sistema está conformado por los huesos, músculos, y tejido conectivo. Cuando hay desnutrición y problemas para asimilar minerales, deviene en pérdida de tejido óseo. Las comidas con alto contenido de proteínas y azúcar, el fumar tabaco, beber alcohol, bebidas con cafeína, y la falta de ejercicios, todos estos contribuyen a la pérdida de tejido óseo y otras enfermedades.

Especialmente preocupante es la pérdida del tejido óseo en las mujeres después de la menopausia. En esta etapa disminuye tremendamente la secreción de la hormona estrógeno. Esta pérdida de tejido óseo no ocurre cuando la alimentación es equilibrada y suplementada con amplia cantidad de minerales. La capacidad para asimilar minerales puede ser un problema tanto de personas jóvenes como adultas.

FÓRMULA ESTRUCTURAL

Proporciona nutrición imprescindible, para los huesos, músculos y cartílagos que componen el sistema estructural. Hay muchos nutrientes que contribuyen a un sistema estructural saludable. Los siguientes son algunos de los que han probado ser útiles: vitaminas A (beta-caroteno) C, D, B6, B12, hierro, calcio (quelatado es más fácil de asimilar), fósforo, magnesio, manganeso, potasio, cola de caballo, betaína hidroclorhídrica (necesaria para la asimilación del calcio y otros minerales) papaya, perejil piña, valeriana, regaliz, ma-huang

FÓRMULA ESTRUCTURAL ESPECIAL

Fortalece y nutre el sistema estructural: cobre, potasio y zinc quelatados a los aminoácidos argina, leucina, y glicina. Contiene además: polen de abeja, ginsén siberiano, gotukola, pimiento rojo, regaliz, glutamine, bitartrato de colina, vitaminas B6, B12, C, calcio, cobre, ácido fólico, yodo, niacinamida, ácido pantoténico, potasio, fósforo, zinc.

FÓRMULAS ESPECIALES PARA EL SISTEMA ESTRUCTURAL

#1 Fortalece los sistemas estructural, nervioso e inmunológico. Previene la artritis, gota, reumatismo y otros problemas relacionados: Bromelaína, hidrangea, yuca, cola de caballo, chaparral, alfalfa, cimífuga, cataria, milenrama, pimiento rojo, valeriana, sauce blanco, bardana, olmo americano, zarzaparrilla.

#2 Especialmente buena para aumentar la densidad ósea y fortalecer el sistema nervioso. Rica en calcio y minerales para ayudar a asimilar calcio: Alfalfa, malvavisco, llantén, cola de caballo, brote de avena, brote de trigo, lúpulo.

#3 Nutre el cabello, piel y uñas, bueno para el sistema estructural. Rica en sílice; se ha comprobado que es buena para la asimilación del calcio para fortalecer los huesos y todo el organismo: Dulse, cola de caballo, salvia, romero.

#4 Para uso interno y externo. Cura y reconstruye tejidos; ayuda en casos de adhesión, que ocasionan mucho dolor y malestar: Olmo americano, malvavisco, sello de oro, fenugreco,

#5 Fórmula china; fortalece los huesos. Ayuda también a mejorar el sistema urinario. Ayuda en casos de dolor de espalda, fatiga, artritis, osteoporosis; tonifica todo el sistema estructural: Eucomia, cistanche, remania, morinda, drinaria, aquirantes, hoelen, dipsacus, licio, dioscorea, ligústico, cornus, dong-quai, ginsén panax, astrágalo, epimedio, ámbar líquido, atractiloides.

HIERBAS INDIVIDUALES PARA EL SISTEMA ESTRUCTURAL

Zabila, agracejo, consuelda, cola de caballo, brote de avena, frambuesa, sauce blanco, yuca.

Sección XXIX

SISTEMA URINARIO

El sistema urinario está compuesto por los riñones, la vejiga urinaria, los uréteres, y la uretra. Este sistema trabaja como filtro, eliminando las toxinas; de no ser por este sistema, el cuerpo se intoxicaría a sí mismo, de manera que su buena salud y funcionamiento son imprescindibles para la buena salud y supervivencia del organismo. Los riñones ayudan a mantener un equilibrio de los líquidos del organismo; tienen también la capacidad de filtrar las sustancias dañinas, mientras que a su vez retiene las vitaminas, proteínas, azúcar, grasas, y minerales. Si el cuerpo tiene una cantidad más alta de toxinas que las que puede eliminar, las enfermedades invaden el cuerpo, causando que las proteínas se pierdan al orinar. También se puede perder el zinc, calcio, potasio y magnesio; la pérdida de estos nutrientes esenciales puede ocasionar enfermedades. Algunas de las enfermedades que se relacionan a la falla de los riñones son: presión sanguínea alta, trombosis, ataques cardíacos, etc. Es importante proteger el sistema urinario y alimentarlo con la alimentación apropiada, vitaminas, minerales, hierbas, y suplementos que fortalecen los órganos vitales.

FÓRMULA PARA EL SISTEMA URINARIO

Los siguientes nutrientes fortalecen el sistema urinario y previenen problemas de riñones y vejiga: contiene vitaminas B1, B2, C, D, ácido fólico, magnesio, niacinamida, ácido pantoténico, potasio, gayuba, diente de león, ginsén siberiano, esquizandra, dong-quai, barbas de maíz, cola de caballo, lúpulo, bioflavonoides cítricos.

FÓRMULAS ESPECIALES PARA EL SISTEMA URINARIO

#1 Contiene potasio y otros minerales esenciales, vitales para la salud del sistema urinario: Kelp, dulse, berro, col silvestre, rábano picante, cola de caballo.

#2 Esta fórmula fortalece los sistemas urinario, reproductor, y digestivo: Dong-quai, sello de oro, enebro, gayuba, perejil, jengibre, malvavisco.

#3 Nutrición para el sistema urinario; protege los órganos del sistema urinario contra los cálculos y piedras en riñones y vías urinarias, infecciones, y retención de agua: Enebro, perejil, gayuba, diente de león, manzanilla.

#4 Fórmula china para fortalecer los sistemas urinario y linfático. Contiene: Estefania, hoelen, mora, chaenomeles, astrágalo, atractiloides, alisma. magnolia, poliporo, areca, aakebia, canela, pinelia, jengibre, cáscara de cidra, regaliz.

HIERBAS INDIVIDUALES PARA EL SISTEMA URINARIO

Barbas de maíz, ajo, parra, cola de caballo, hortensia, bayas de enebro, malvavisco, perejil, peach bark, olmo americano, gayuba.

Bibliografía

Airola, Paavo, ph.D., N.D.
How To Get Well
Health Plus, Publisher, 1974

Bethel, May
The Healing Power of Herbs, 1969
The Healing Power of Natural Foods, 1978
Wilshire Book Co., No. Hollywood, CA

Bianchini, Francesco, and Corbetta, Francesco
Health Plants of The World
Newsweek Books, New York

Bircher-Benner, M., M.D.
The Bircher-Benner Childrens Diet Book
Keats Publishing, Inc. 1977
New Canaan, Connecticut

Challen, Jack Joseph and Renate Lewin
What Herbs Are All About
Keats Publishing, Inc. 1980
New Canaan, Conn.

Christopher, Dr. John R.
The School of Natural Healing
BiWorld Publishers 1976

Clymer, R. Swinburne, M.D.
Nature's Healing Agents
The Humanitarian Society, First Printing 1905

Colby, Benjamin
Guide To Health, 1846 reprint
BiWorld Publisher, Orem, Utah

Coon, Nelson
Using Plants For Healing
Hearthside Press 1963
Rodale Press 1979

Culpeper, Nicholas
Culpeper's Herbal Remedies
Melvin Powers Wilshire Book Co., 1971
Culpepers Complete Herbal
W. Foulshan and Co., Ltd.

Dawson, Adele G.
Health, happiness and The Pursuit of Herbs
The Stephen Greene Press, Vermont, 1980

Destreot, Raymond
Our Earth, Our Cure
Swan House Publishing Co., 1974

Farwell, Edith Foster
A Book of Herbs
The White Pine Press, 1979

Fluck, Prof. Hans
Medicinal Plants
Translated from German by Rowson, J.M.
W. Foulsham & Co., Ltd, England 1973

Gerard, John
The Herbal-The Complete 1633 Edition
Dover Publications, Inc., New York 1975

Gibbons, Euell
Stalking The Wild Asparagus
David McKay Co., Inc. New York 1962

Graedon, Joe
The People's Pharmacy
Avon Puyblishers, New York 1980

Grieve, Mrs. M.
A Modern Herbal

Larchmont Books, New York, 1972

Griffin, LaDean
Is Any Sick Among You?
BiWorld Pyblisher, 1974

Harris, Ben Charles
The Complete Herbal
Larchmont Books, New York, 1972
Eat the Weeds
Keats Publishing, Inc., 1961

Heinerman, John
Science of Herbal Medicine
BiWorld Publishers, Orem, Utah 1979

Hutchens, Alma R.
Indian Herbology of North America
Merco, 1973

Jensen, Dr. Bernard D.C.
Nature Has A Remedy, 1978

Kadans, Joseph, N.D., Ph.d.
Encyclopedia of Medicinal Herbs
Arco Publishing, Inc. New York 1970
Encyclopedia of Fruits, Vegetables, Nuts and Seeds for Healthful Living

Kirschmann, John D. Director
Nutrition Almanac, Revisaed Edition
McGraw-Hill Book Co. 1979

Kloss, Jethro
Back to Eden
Published and Distributed by the Jethro Kloss Family
Loma Linda, Ca.

Kordel, Lelord
Natural Cold Remedies
Manor Books, Inc. 1974

Krochmal, Arnold and Connie
A Guide to the Medicinal Plants of the United States

The New York Times Book Co. 1973

Kroeger, Hanna
Good Health Through Diets
Boulder, Colorado

Lewis, Walter H. and Memory P.F. Elvin
Medical Botany-Plants Affecting Man's Health
John Wiley and Sons, New York

Malstrom, Dr. Stan N.D., M.T.
Own Your Own Body
Fresh Mountain Air Pub. Co. 1977
Herbal Remedies II revised
BiWorld Publishers, 1975

McCleod, Dawn
Herb Handbook
Wilshire Book Co. 1968
No. Hollywood, Ca.
Merck Manual
Merck and Co., Inc. Ninth Edition

Meyer, Joseph E.
The Herbalist
Meyerbooks: copyright 1960

Montagna, F. Joseph
P.D.R.-Peoples Desk Reference
Vol I and II
Quest For Truth Publications, Inc.
Lake Oswego, Oregon 1979

Moore, Michael
Medicinal Plants of the Mountain West
The Museum of New Mexico Press, 1980
Pahlow, Mannfried
Living Medicine
Thorsons Publishers Limited-England 1980
First published in Germany 1976

Rau, Henrietta A. Diers
Healing With Herbs

Arco Publishing, Inc. New York 1976

Schauenberg, Paul and Paris, Ferdinand
Guide To Medicinal Plants
Keats Publishing, 1977

Shook, Dr. Edward E.
Elementary Treatise in Herbology-1974
Advanced Treatise in Herbology-1978
Trinity Center Press

Thomson, William A.R. M.D., Edited by,
Medicines From The Earth
McGraw-Hill Book Co. New York 1978
Tierra, Michael, C.A., N.D.
The Way of Herbs
Unity Press, Santa Cruz, 1980

United States Pharmacopeial Convention
The Physicians' and Pharmacists' Guide To Your Medicines
Ballantine Books-New York, 1981

Vogel, Alfred. Dr. H.C.
The Nature Doctor, 1952

Wade, Carlson
Bee Pollen and Your Health
Keats Publishing, Inc. Conn. 1978

Natural Hormones: The Secret of Youthful Health
Parker Publishing Co., Inc. New York, 1972

Wren, R.C.
Potter's New Cyclopedia of Medicinal Herbs and Preparations
Harper Colophon Books